TIQAQ'OMAJ QI'

TIQAQ'OMAJ QI'

Plantas medicinales y enfermedades comunes

Raxq'ij, Peter Rohloff

Ixkamey, Magda Silvia Sotz Mux

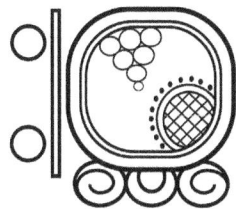

Editorial Wuqu' Kawoq

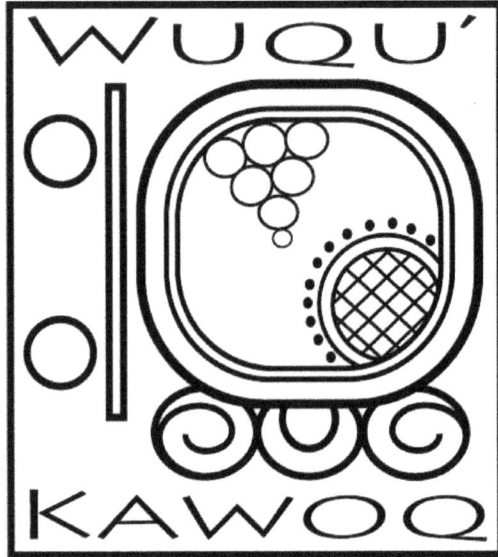

Editorial Wuqu' Kawoq
PO Box 91 Bethel, VT 05032

ISBN 978-0-615-23932-3

RESUMEN

Renuncia

Éste libro fue escrito con fines informativos exclusivamente. No sustituye para asesoramiento médico. El usario siempre debe consultarse con un médico antes de probar cualquier de los tratamientos incluidos en este libro. Los autores y editores del libro no se hacen responsables para ningún daño asociado con su uso.

MATYOXB'ÄL

JUN NÏM MATYOXB'ÄL chike ri xkichojmirsaj re wuj re', a Juan Ajsivinac Sian chuqa' xta Angelina Cotler. Chuqa' nqamatyoxij chire ri xta Rebecca Plummer Rohloff, rija' xub'än ri taq achib'äl. K'ïy winaqi' aj Pa K'in, Chiq'a'l, Iximche', chuqa' San Antonio Suchitepéquez xkiya' q'ij chiqe. Pa k'isib'al nqamatyoxij chre ri Department of Latin American Studies pa UIUC ri xuya' pwaq chqe richin relesaxik re wuj re'.

NAB'EY TAQ TZIJ —
INTRODUCIÓN

R E WUJ RE' NELESÄX roma ri wuj jay Wuqu' Kawoq, xaläx roma qasamaj kik'in ri Kaqchikel winaqi' wawe' pa Iximulew. Chupam re jujun taq juna' re', xojsamäj kik'in taq qachib'il pa taq tinamït–Pa K'in, Chiq'a'l chuqa' San Antonio Suchitepéquez.

Xojtzijon kik'in taq k'exelom, aq'omanela', ajq'ija'. Xqatijoj qi' pa ruwi' ri aq'om q'ayïs, ri ojer aq'omab'äl chuqa' ri kina'oj ri Kaqchikela' pa ruwi' ri taq yab'il. Chuqa' xojsamäj janila kik'in ri taq yawa'i' wawe', xqaya qana'oj chike, ri öj petenäq aj näj, aj juk'an tinamït, pa ruwi' ri aq'om. Ke ri xqajäch chi qawäch, xqab'än jun k'ak'a utziläj na'oj, xqatun ri ka'i' na'oj–ri jun aj wawe' chuqa' ri jun aj näj.

K'a ri man junam ta re wuj re' rik'in ronojel ri taq wuj xe'elesäx kan pa ruwi' ri aq'om q'ayïs, roma chupam re wuj re' xtatz'ët ri ka'i' na'oj, majun kich'ayon ta ki'.

Nqaya' chawe. Ka te ta xtub'än chawe jun nïm utzil.

E STE LIBRO PUBLICADO por el editorial Wuqu' Kawoq, es el resultado de nuestro trabajo en los altos Kaqchikeles de Guatemala. Durante un par de años, trabajamos y convivimos con nuestros colegas Kaqchikeles, más que todo en las cuidades de Santiago Sacatepéquez, San Juan Comalapa y San Antonio Suchitepéquez.

Hemos hablado con comadronas, naturistas, and guiadores espirituales Mayas, aprendiendo de las plantas medicinales indígenas, remedios tradicionales, y creencias sobre la salud. También, hemos trabajado con muchos enfermos y pacientes en dichas cuidades, compartiendo nuestros conocimientos–orientadas de una perspectiva de la medicine moderna 'Occidental'–así llegando a un compromiso o sea una unidad o síntesis saludable de los dos puntos de vista.

Tal libro entonces tiene un método un poco diferente. Aunque hay muchos libros que tratan de lo que es medicina natural or medicina indígena, no hay ninguno que tenga los perspectivos de la 'otra medicina'–la medicine alópata–a la véz, así como nos empeñamos en hacer aquí.

Esperamos que sea útil.

I

TAQ Q'AYïS — PLANTAS

ANX — AJO

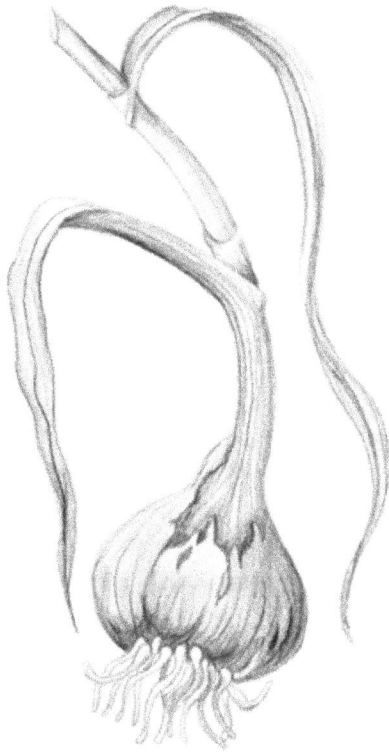

Allium sativum

RI ANX PETENÄQ pa xulan, ke la' Asia, po wakamin ntik pa rojonel ruwachulew. K'o jun nïm raqän pa runik'ajal ri q'ayïs rik'in jujun räx ruxaq chuqa' yalan nïm raqän. Chuxe' ri ulew nk'oje' wi ruxe' setesïk rub'anikil rik'in jujun taq eyaj. Naq'oman roma pa ruya'al ri eyaj e k'o jujun sulfúricos. Ri xnakät (*Allium cepa*) yalan junam rik'in ri anx roma e k'o chupam ri xnakät ri taq sulfúricos. Ke ri ruqumik ri xnakät jub'a' ma junam rik'in ruqumik ri anx.

Achike rukusaxik

E k'ïy ri rutzil ri anx, po ri yalan k'atzinel chi nukamisaj chikopil chuqa' nuchojmirisaj ri taq rusipojik ri ch'akulaj. K'o rutzil wi yalan jotöl ri ruchuq'a', ruq'anal, o rukab'il ri kik'. Chuqa' nuxaxirisaj jub'a' ri kik'.

Xe'elesäx k'ïy tojtob'enïk ri nkib'ij chi ri anx, wi jumül natïj, ntikïr nuqasaj ri itzel ruq'anal ri kik' k'a 10%. Chuqa' ntikïr nuqasaj ri rujotolem ruchuq'a' ri kik'. Wi k'o k'ayewal rik'in rutunik ri kik' (achi'el ri coagulos) k'o rutzil ri anx roma xtuxaxirisaj ri kik'. K'o chi nawetamaj chi stape' k'o rutzil ri anx chwäch re taq yab'il re', k'ïy b'ey man ntikïr ta nuk'achojsaj ri yab'il ruyon k'a ri xtk'atzin jun chik aq'om.

K'o rusamaj ri anx achi'el ri ruchajinel ri ch'akulaj. Roma ri', wi natïj ri anx q'ij q'ij xkatruchajij chi ri ojöb'. Chuqa' xtojtob'ëx chi ri jumül ruqumik ri anx nub'än chi man xtpe ta ritzelal ri ch'akulaj, achi'el chupam ri ixkolöb'.

Chuqa' k'o samaj xutojtob'ej chi ri anx ntikïr nuqasaj rujotolem rukab'il ri kik'. Roma ri' wi achajin re yab'il re' k'o chi jumül natïj. Pa ruk'isib'äl k'o chi nqab'ij chi ri anx ntikïr nukamisaj jujun taq chikopil, achi'el ri chikopil chi k'o chupam ri chuluj; roma ri' k'o rutzil chwäch ri itzel chuluj. Chuqa' k'o jub'a' ruchuq'a' chwäch ri kumätz chuqa' ri oköx.

K'ayewal

Ri anx jun utziläj aq'om. Ri ritzelal xaxe chi wi janila natïj xtel pe jun ruxla' pa achi'; po man kan ta xtana' ri ruxla' wi xaxe natïj k'a kaji' eyaj pa jun q'ij. Chuqa' nuxaxirisaj ri kik' ri anx; roma ri' k'o chi nachajij awi' wi natïj jun chik aq'om junam rusamaj, achi'el ri ibuprofena, diclofenaco, chuqa' aspirina. Wi jumül natïj ri ka'i' junam k'o b'ey (man kan ta k'ïy) ntikïr nuk'äm pe ri rusachb'al ri kik'.

Achike rub'eyal ruqumik

Rik'in rujotolem rukab'il, ruchuq'a', o ruq'anal ri kik' k'o chi jumül natïj kaji' räx eyaj pa jun q'ij; yatikïr chöj nab'ïq' o wi nawajo' nab'ey naqupij k'a ri natïj. Achi'el jun chajinel chwäch ri ojöb', ritzelal ri ch'akulaj, o ri itzel chuluj, k'o chi natïj ka'i' eyaj pa jun q'ij. Wi k'o oköx pa ruwi' ri atz'umal o awaqän, nab'ey k'o chi naqupij ütz ri anx, k'a ri natz'ür akuchi' k'o wi ri k'ayewal rik'in ri ruya'al; yatikïr nakusaj ke ri ka'i' b'ey pa jun q'ij, q'ij q'ij. K'o juley chik aq'om q'ayïs yalan ruchuq'a' chwäch ri anx rik'in ri relesaxik ri kumätz; roma ri' röj man nqakusaj ta rik'in ri kumätz.

EL AJO VIENE del sur de Asia, pero en la actualidad se cultiva por todo el mundo. Tiene un tallo recto y largo con hojas verdes y largas. Bajo el suelo crece la cabeza que es redondo y contiene varios dientes individuales. Las partes medicinales son estos dientes, que contienen algunos compuestos sulfúricos que son principalmente los ingredientes medicinales. La cebolla (*Allium cepa*) tiene compuestos muy similares, así que la toma de cebolla es, en muchos casos, igual a la toma del ajo.

USOS

Los compuestos del ajo tienen varias propiedades, pero las más importantes son sus usos antimicrobiales o antioxidantes y en el control de enfermedades de la sangre–presión alta, colesterol alto, coágulos–y también diabetes.

Hay muchos estudios científicos que han demostrado, por ejemplo, que el ajo, tomado en una dosis suficiente, puede bajar el colesterol aproximadamente 10%. También, el ajo tiene efectos en cuanto a la hipertensión, o sea la toma de ajo hace que baje moderadamente la presión de la sangre. Finalmente, tiene efectos en la prevención de la formación de coágulos en la sangre. Debido a que estos efectos no son efectos muy grandes en todos los casos, aunque sí saludables, es importante no confiarse en el ajo como un tratamiento único y definitivo de estas enfermedades sino como una ayuda.

En cuanto a sus propiedades antioxidantes, un estudio ha mostrado que la toma diaria del ajo protege contra el catarro común o la gripe. Otros estudios han demostrado que el consumo frecuente del ajo puede prevenir algunos tipos de cáncer, particularmente cánceres del tracto intestinal.

Muchos estudios en animales y humanos muestran también que el ajo ejerce un efecto saludable sobre el nivel del azúcar en la sangre. Entonces la toma diaria de ajo debe ser parte del tratamiento de diabetes.

El ajo también es un antimicrobial muy eficaz, particularmente contra las bacterias que provocan infecciones urinarias. También tiene actividad contra las lombrices y los hongos.

EFECTOS SECUNDARIOS

El ajo es una medicina muy segura. El efecto secundario más común es un mal olor, pero esto es mínimo al tomar solo 4 dientes o menos cada día. También como el ajo tiene un efecto anticoágulo, se debe tener cuidado si se está tomando una medicina anticoagulante. Algunas de las medicinas más comunes que tienen efectos anticoagulantes son ibuprofena, diclofenaco y aspirina. La toma simultánea de ajo y uno de esas medicinas podría provocar, en pocos casos, sangramiento.

COMO TOMARLA

En el tratamiento de diabetes, alta presión, o colesterol recomendamos una dosis de 4 dientes crudos de ajo diarios, tragados enteros o picados. Para el mantenimiento de la salud–tanto en la prevención de la gripe como del cáncer o infecciones urinarias recurrentes–recomendamos una dosis de 1 o 2 dientes diarios. Para infecciones de hongos de los pies y la piel, se puede machucar y aplicar el aceite que sale o frotar los pedacitos sobre las áreas afectadas dos veces al día. Como hay otras plantas contra las lombrices más eficaces, no recomendamos el uso del ajo como un remedio fiable para sacar lombrices.

Alb'akax — Albahaca

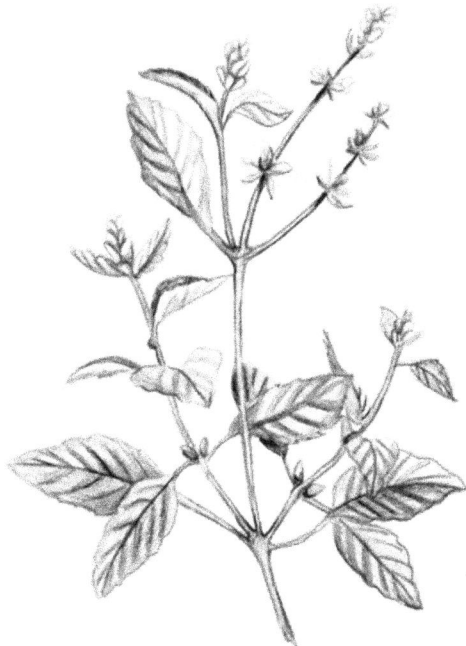

Ocimum basilicum

JUB'A' MA QITZIJ ri alb'akax petenäq pa India po wakamin nk'oje' pa ronojel ruwachulew. Ojer kan k'ïy rukusaxik k'a wakamin jani jun k'atzinel aq'om q'ayïs ke la' pa India po chuqa' pa ronojel ruwachulew. Chuqa' nkusäx chupam ri q'utu'n. Ri ruxaq achi'el jun lo'y rub'anikil, räx rub'onil. Rukotz'i'j e ko'öl chuqa' nkimöl ki' chi rutza'n ri q'ayïs pa ruwi' jun ti che' nïm raqän. K'o b'ey ri raqän ri alb'akax nq'ax pa jun juk'al lajuj centímetros. Ronojel ri q'ayïs njub'üb' janila koma jujun taq ruq'anal, estragol chuqa' eugenol kib'i'. Nkusäx ri ruxaq achi'el aq'om roma ri ruq'anal janila k'o chupam.

ACHIKE RUKUSAXIK

Ojer kan xkusäx rik'in ri itzel pamaj, chuqa' e k'o jujun tojtob'enïk nkib'ij chi ütz chwäch re jun yab'il re'. Ri alb'akax nub'än chi ntane' ri ruraxkej ri kumätz chuqa' ri ya' chi ri pamaj. K'a ri k'o chi nkusäx wi k'o ya' chi ri pamaj, ruq'axomal ri pamaj, chuqa' wi nxupupin ri pamaj. K'o samaj nub'ij chi roma ri alb'akax man npe ta ri ch'a'k chupam ri pamaj, chuqa' wi k'o ch'anin nk'achoj.

Ri ruq'anal ntikïr nukamisaj ri chikopil. Achi'el k'o jun tojtob'enïk xub'ij chi ntikïr ch'anin nuk'achojirisaj ri oköx chi aqanaj. K'o jun chik xub'ij chi yalan ütz chwäch ri taq ch'a'k chi k'o pa ruwi' ri palajaj. Chupam ri chi'aj nto'on ri alb'akax rik'in ri ch'a'k o wi' k'o sipojïk roma jun chikopil.

Jujun nkib'ij chi nxule' ri raxtew roma ri rukusaxik ri alb'akax. Chuqa' chi k'o chi nakusaj wi achajin ri rujotolem rukab'il ri kik', roma nxule' ri kab' rik'in.

Ojer kan chuqa' xkusäx roma ruq'axomal b'aq o eyaj. Stape' man k'o ta jun tojtob'enïk pa ruwi' ri rukusaxik re', jantape' kik'in ri taq q'än yejub'üb' janila k'o kutz'il chwäch ri taq yab'il re'.

K'AYEWAL

Wi xaxe loman ntix ri alb'akax majun k'ayewal ta, majun ritzelal. Xaxe k'o chi nqab'ij chi k'o jun tojtob'enïk xub'ij wi janila ntix, ntikïr nuk'äm pe ritzelal ri ch'akulaj. Roma ri' ri ixoqi' koyob'en k'o chi nkichajij ki', chuqa' roma ojer kan xkusäx rik'in ri ruq'axomal ri ik' o tzaqo'n ne'y (stape' man qetaman ta wi qitzij nsamäj ke ri).

ACHIKE RUB'EYAL RUQUMIK

K'o chi nab'än jun ruya'al rik'in wo'o' o waqi' nïm chuqa' räx ruxaq chupam jun xara, naroqowisaj wo'o' o lajuj ch'uti ramaj, k'a ri yatikïr naqüm. Rik'in ruq'axomal ri pamaj, wi k'o jun ch'a'k chupam ri pamaj o ya' chi pamaj, o wi nxupupin ri pamaj, k'o chi naqüm jun xara jun nik'aj ramaj chi rij ri wa'im oxi' b'ey pa jun q'ij. Rik'in ri raxtew, taq npe k'o chi naqüm jun xara. Rik'in ri chikopil pa ruwi' ri tz'umal k'o chi natojtob'ej jun ch'ajonïk ka'i' b'ey pa jun q'ij, q'ij q'ij. Wi k'o ruq'axomal ri eyaj o jun eyaj q'aynäq chik, k'o chi nachäq ri räx ruxaq, k'a ri nakusaj pa ruwi'.

PROBABLEMENTE SE ORIGINÓ en la India, pero actualmente se cultiva por todo el mundo. Históricamente ha tenido muchos usos medicinales y hasta ahora sigue siendo una de las plantas medicinales más importantes en el mundo, particularmente en la medicina tradicional de India. También es una planta culinaria muy importante. Las hojas son ovaladas de un color verde oscuro y las flores son pequeñas y ubicados en ramitos terminales largos. La planta tiene como promedio una altura de 30 centímetros. Toda la planta exhibe un olor muy aromático, lo cual viene de algunos aceites esénciales, como estragol u eugenol. La partes medicinales son principalmente las hojas porque tiene concentraciones muy altas de dichos aceites.

USOS

Históricamente, la albahaca ha sido usada para trastornos del sistema digestivo. De hecho, muchos estudios han comprobado este uso. Por ejemplo, algunos han mostrado que la albahaca tiene un efecto muy relajante sobre el intestino y puede disminuir la cantidad del agua producida en un ataque de diarrea. Otros estudios han dicho que puede prevenir el desarrollo de úlceras en el estómago y también ayudar con su cicatrización.

Los aceites esénciales de albahaca también tienen propiedades antimicrobiales. Un estudio ha mostrado que un ungüento de albahaca puede curar los hongos de los pies, mientras otro dice que es muy útil en los casos de acné. En la boca, la aplicación de albahaca puede ayudar con infecciones en las encías.

Algunas investigaciones preliminares han verificado también que la toma de albahaca puede bajar fiebres y que puede ayudar con el control del nivel de azúcar en los diabéticos.

Otros usos tradicionales incluyen como un lienzo para aliviar dolores reumáticos y sobre dientes cariados para aliviar dolor. Aunque estos usos no han sido comprobados, es bien conocido que los aceites aromáticos, como los encontrados en la albahaca, siempre tienen este uso.

EFECTOS SECUNDARIOS

La albahaca tomada en cantidades moderadas es muy segura sin efectos secundarios. La única precaución es que sabemos que su compuesto estragol provoca cánceres en cantidades sumamente altas. Por eso, las mujeres embarazadas deben tener cuidado, así también porque uno de sus otros usos tradicionales (aunque no comprobado) es para provocar contracciones de la matriz.

COMO TOMARLA

Se prepara un té de albahaca agregando 5 o 6 hojas grandes a una taza de agua y se hierve por 5-10 minutos. Para dolores y úlceras del estómago, diarreas, gases, y también en casos de diabetes, se puede tomar 1 taza una media hora después de cada comida. Para fiebre, se toma una taza cuando viene. En casos de infecciones de la piel, se puede probar un lienzo de la misma concentración dos veces al día. Para dolores de las encías o muelas, se machuca una cantidad de hojas frescas, y se aplica directamente sobre la área afectada para aliviar el dolor y la inflamación.

B'OYX — SAUCE

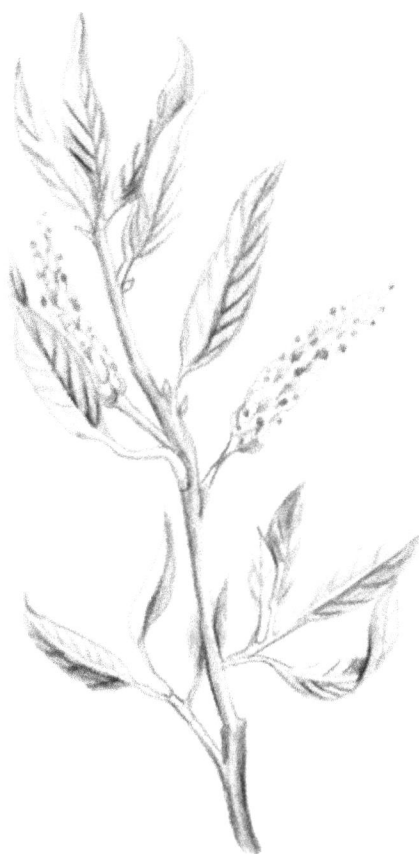

Salix

E K'O K'ÏY RUWÄCH ri jun aq'om q'ayïs re' *Salix* po konojel e taq che' o taq ko'öl che'. Yalan q'aläj ruxaq, roma räx-xar rub'onil, nïm raqän po man pïm ta. Chuqa' rij yalan q'aläj, jun chajchöj rub'onil. Ri aq'om k'o chupam ri rij chuqa' ri ruxaq, salicina rub'i'. La yalan k'atzinel roma ojer kan xketamaj chi tikirel xtb'an ri aspirina chi ri salicina. Ri aspirina ri jun nab'ey b'anb'äl aq'om. Roma yalan k'o ri salicina chupam ri rij chwäch ruxaq, xaxe nkusäx ri rij achi'el aq'om. Achi'el ri

11

aspirina k'o rutzil chire ri raxtew, ri q'axomäl, chuqa' ri sipojïk.

ACHIKE RUKUSAXIK

Ojer kan xkikusaj ri b'oyx wi nq'axon ri wi'aj, chuqa' rik'in ri kiq'axomal ojöb chuqa' ik'. Chuqa', achi'el ri aspirina, yalan ütz ri b'oyx chwäch ri raxtew. Chupam ri jujun juna' re', xketamaj chi k'o rutzil chwäch ri ruq'axomal ijaj chuqa' ri ruq'axomal b'aq chi npe taq nrijïx jun winäq.

K'AYEWAL

Junam rik'in ri aspirina, ri b'oyx ntikïr nuk'äm pe sipojïk o q'axomäl chupam ri pamaj. Chuqa' nub'än chi man kan ta pïm ri kik'. K'a ri wi k'o itzel pamaj achajin, k'o chi nachajij awi' rik'in ri b'oyx. Chuqa' wi natïj jun chik aq'om junam ritzelal–achi'el aspirina, ibuprofena, o diclofenaco–k'o chi nachajij awi'. Wi junam ri ka'i' k'o janila kitzelal chwäch kiyon. Ri ixoqi' koyob'en man yetikïr ta nkitïj. Chuqa' man yetikïr ta ri ak'wala', roma ri b'oyx itzel chi kiwäch.

ACHIKE RUB'EYAL RUQUMIK

K'o chi naqüm ri ruya'al. Naya' jun o ka'i' ti pak'a'ch ri rij (nab'ey naqupij o nab'än poqolaj rik'in) chupam jun ti xara ri ya'. Naroqowisaj jun lajuj ch'uti ramaj, k'a ri k'o chi naya' kan nik'aj ramaj ke ri yatikïr naqüm. K'o chi naqüm oxi' o kaji' xara pa jun q'ij. Rik'in ri ruq'axomal ik', k'o chi ntikïr jun o ka'i' q'ij chwäch xtpe ri ik'.

HAY MUCHAS ESPECIES en este género de planta medicinales *Salix*, pero todos son pequeños árboles o arbustos. Sus hojas son características, del color verde-azul y de forma lanceolada o linear. Su corteza también es distintiva, del color gris. El compuesto principal de uso medicinal se llama salicina, la cual se localiza en las hojas y la corteza. De hecho, las plantas *Salix* tienen fama porque de esta misma salicina se derivó la aspirina, una de las primeras medicinas químicas. Debido a que la concentración de salicina es bastante alta principalmente en la corteza, ésta es la parte más medicinal de la planta. Semejante a la aspirina, tiene propiedades anti-inflamatorias, analgésicas, y antipiréticas.

USOS

El uso tradicional de sauce es para aliviar dolores del la cabeza y los asociados con la gripe y la regla. También, como su derivado aspirina, salicina puede ser útil en casos de fiebre. Estudios recién realizados han mostrado también que el sauce sirve para aliviar dolores de la espalda y también de los tipos de artritis asociados con la edad (osteoartritis).

EFECTOS SECUNDARIOS

El sauce puede tener los mismos efectos secundarios de aspirina, o sea que puede provocar inflamación o dolores del estómago y también hacer menos espesa la sangre, así en casos raros provocando sangramiento o úlceras. Los que padecen de úlceras o gastritis deben tener cuidado. También los que están tomando otra medicina que puede provocar sangramiento o úlceras–como aspirina, ibuprofena, o diclofenaco–deben cuidarse. La mujeres embarazadas no deben tomarlo. Tampoco los niños porque en algunos casos salicina podría provocar una reacción muy grave.

COMO TOMARLA

La forma de tomarla más fácil es como un té. Debe hervir 1 o 2 cucharadas de raspadura de la corteza en 1 taza de agua por 10 minutos, después dejándolo remojarse media hora antes de tomar. Se puede tomar 3 o 4 tazas diarias. En el caso de dolores de la regla, debe empezar a tomarlo 1 o 2 días antes de que venga el día en que se espera.

ENELDO

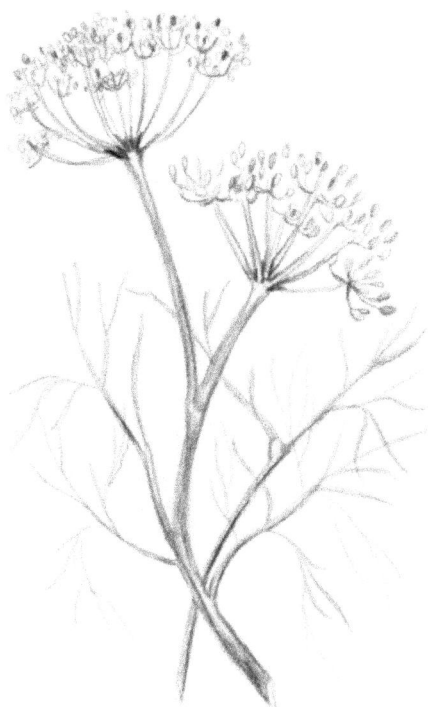

Anethum graveolens

RI ENELDO JUN AQ'OM q'ayïs yalan xkusäx jantape' pa ronojel ruwachulew. Nïm raqän, nik'aj metro k'a pa ruwi' jun metro. E k'o ka'i' rub'onil ri rij, räx chuqa' säq; ri ka'i' rub'onil re' e cholan. Chuqa' yalan q'aläj rukotz'i'j roma nkib'än achi'el taq jolomaj; pa jun jolomaj e k'o juk'al wo'o' k'a kak'al lajuj taq raqän, ronojel rik'in jun ti kotz'i'j q'än rub'onil. Ri ruxaq achi'el jun ti b'aq. Ronojel njub'üb' roma k'o ruq'anal janila ruchuq'a'. Re ruq'anal re' yalan achi'el ri ruq'anal ri alb'akax, k'a ri jub'a' ma junam kikusaxik. Yekusäx ri ruxaq, räx raqän, chuqa' ri ruwäch (petenäq chi rij ri rukotz'i'j) achi'el aq'om.

15

ACHIKE RUKUSAXIK

Achi'el ri alb'akax, yalan k'atzinel ri eneldo chwäch ruq'axomal ri pamaj o wi nixupupin. K'o samaj nub'ij chi ntane' ruraxtew ri ixkolöb' rik'in ri rukusaxik ri eneldo, k'a ri k'o chi natojtob'ej wi achajin re k'ayewal re'. Chuqa' nrelesaj rusipojik ri pamaj, k'a ri k'in jub'a' k'o rutzil chwäch re yab'il re' chuqa' wi k'o ch'a'k chupam ri pamaj. Po röj janila nqakusaj ri alb'akax chwäch ri eneldo roma stape' k'in jub'a' junam kutzil, k'o k'ïy samaj nub'ij chi yalan ruchuq'a' ri alb'akax.

Chuqa' jantape' xkusäx ojer kan ri eneldo wi man npe ta ri tz'umaj. Stape' man e k'o ta tojtob'enïk pa ruwi' re rukusaxik re', nqab'ij röj chi k'o rutzil roma jantape' xkusäx ke ri. Chuqa' k'o jun samaj nub'ij chi ntikïr nuchojmirisaj ri ik' wi k'a runaj napon.

K'in jub'a' chuqa' ruq'anal ri eneldo nukamisaj ri taq chikopil, po röj man nqakusaj ta ke ri, roma e k'o k'ïy aq'om q'ayïs yalan kuchuq'a' chwäch ri chikopil po ri eneldo xaxe loman ruchuq'a'.

Pa k'isib'äl k'o chi nqab'ij chi ri eneldo nuya' ri chuluj. K'a ri wi k'o jun k'ayewal rik'in ri rusipojik aqanaj o wi njote' jub'a' ri ruchuq'a' ri kik', yatikïr natïj ri eneldo. Po wi janila itzel ri sipojïk o janila jotöl ri ruchuq'a' ri kik' k'o chi yatzijon rik'in jun aq'omanel.

K'AYEWAL

Rik'in ri rukusaxik ri eneldo majun k'ayewal ta wi xaxe loman natïj. Po wi janila natïj, ntikïr nusiloj jub'a' ri ik'; roma ri' stape' jub'a' ma jujik man k'o ta ritzelal chi kiwäch ri ixoqi' koyob'en, rije' k'o chi nkichajij ki' jumül.

ACHIKE RUB'EYAL RUQUMIK

Naqüm achi'el jun ruya'al, jujun taq ti pak'a'ch ri ruwäch chupam jun xara o wi man nawïl ta ri ruwäch oxi' o kaji' ti räx raqän. Rik'in ruq'axomal o rusipojik ri pamaj k'o chi natïj jun xara nik'aj ramaj chi rij ronojel ri wa'im. Wi nrajo' tz'umaj, k'o chi natïj jun xara oxi' o kaji' b'ey pa jun q'ij. Rik'in ri chikopil o wi nrajo' nchojmirisäx ri ik' man nqakusaj ta roma e k'o juley chik utziläj aq'om q'ayïs.

E L ENELDO ES UNA de las plantas medicinales más usadas históricamente. Hay referencias a su uso en casi todas las culturas antiguas. Consiste de un tallo largo y distinto, con estrías blancas y verdes y de medio metro hasta más de un metro de altura. Sus flores también son distintas, agrupadas en cabezas largas compuestas de 25-50 rayos individuales que terminan en pequeñas flores amarillas. Sus hojas parecen pequeñas agujas. Toda la planta tiene un olor aromático, debido a concentraciones altas de aceites esenciales. Algunos de los compuestos ubicados en estos aceites se parecen a los encontrados en el albahaca, así que las dos plantas tienen muchos usos similares. Las partes medicinales son las hojitas, tallos tiernos, y las semillas producidas cuando se desarrollan las flores.

USOS

Como la albahaca, los usos principales tradicionales de eneldo han sido para aliviar dolores del estómago y gases. En cuanto a estos, estudios científicos han mostrado que el eneldo tranquiliza al tracto intestinal y debe ser usado para aliviar dolores del estómago y para ayudar con la digestión. También tiene eficacia en casos de gastritis, y probablemente podría ser probado en casos de boca amarga y con personas que padecen de úlceras. Pero la evidencia por el uso de eneldo en estos casos no es tan fuerte como en el caso de albahaca, así que preferimos usar este otro.

Otro uso muy tradicional del eneldo es como lactagoga, o sea casos en los que no baja bien la leche. Aunque este uso no ha sido comprobado por estudios científicos, su uso en esta manera por siglos dice que sí tiene valor. Hay evidencia también que tiene utilidad en casos en los que se atrasa la regla, como emenagogo.

Hay algunos estudios que dicen que el aceite de eneldo es antimicrobial, pero no lo recomendamos así porque hay otras plantas más fuertes.

El último uso tradicional del eneldo es como diurético, y este uso ha sido comprobado por estudios científicos. Así tiene aplicación en instancias de hinchazones del los pies no muy graves y quizás en casos no avanzados de alta presión.

EFECTOS SECUNDARIOS

El eneldo es una planta muy segura, y no hay ningún efecto secundario en cantidades moderadas. En cantidades muy altas puede funcionar como emenagogo y, aunque no hay evidencia que puede provocar un aborto, las embarazadas no deben tomarlo demásiado.

COMO TOMARLA

Es tomado como té, preparado con una cucharada de las semillas o 3-4 tallitos de la planta fresca por cada taza de agua. En casos de gastritis, indigestión, gases, o dolor del estómago debe tomarlo media hora después de cada comida. Como lactagogo o diurético puede tomar una taza 3 o 4 veces al día. No recomendamos su uso como antimicrobial o emenagogo, porque no hay hasta ahora mucha evidencia en estos casos.

EUCALIPTO

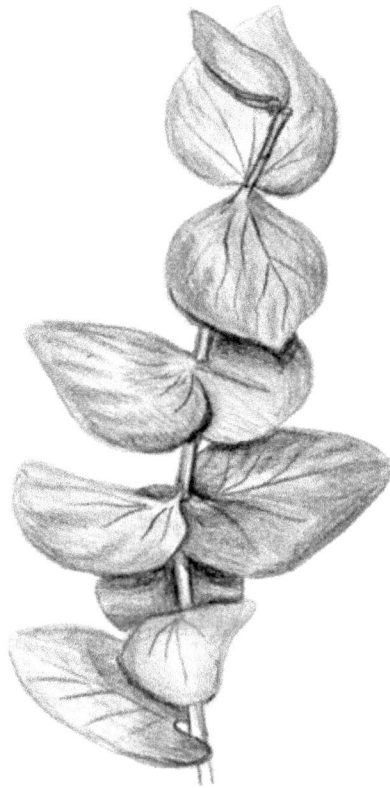

Eucalyptus globulus

R I EUCALIPTO JUN CHE' k'a kak'al metros raqän. Ojer kan petenäq aj Australia po wakamin k'o pa ronojel taq tinamït. Ri rij achi'el saqapwäq rub'onil. Chuqa' jantape' ri che' taq nk'ïy nxote'. Yalan q'aläj ri ruxaq, räx rub'onil po rik'in jun rismal achi'el saqapwäq. Ronojel ruchuq'a' k'o chupam ri ruxaq, roma ke la' yek'oje' wi jujun ruq'anal, achi'el ri cineol, janila e jub'ül chuqa' ye'aq'oman.

ACHIKE RUKUSAXIK

19

Nab'ey xkusäx koma ri ojer winaqi' aj Australia rik'in raq'omanik ri sokotajïk chuqa' ri chikopil chupam ri tz'umal. Po k'a ri xk'oje' chwäch ronojel ruwachulew. E k'ïy rukusaxik, po ri yalan q'aläj e rik'in ritzelal ri tz'umaj, ruq'axomal b'aq, chuqa' ojöb' o chikopil chupam ri pospo'y.

Yalan k'atzinel ri eucalipto roma nrelesaj ri ojöb', chuqa' roma wi janila köw ri ojöb ntikïr nuchojmirisaj jub'a' rutz'apatajik ri pospo'y. Rik'in ri ruxla' ri eucalipto, roma ri taq jub'ül ruq'anal k'o chupam, njaqe' ri k'uxaj chuqa' wi k'o jun yalan pïm ruya'al chupam ri k'uxaj xtqupïx. Chuqa' e k'ïy samaj nkib'ij chi ri ruxla' ri eucalipto ntikïr nukamisaj ri chikopil chupam ri k'uxaj, achi'el wi k'o jun ritzelal ri pospo'y. Po k'o chi nqab'ij chi rik'in ri yalan itzel chikopil chupam ri pospo'y k'o chi nakusaj janila ri eucalipto k'a man xkatikïr ta xtab'än ri aq'omab'äl pa awochoch, xaxe pa ri aq'omab'äl jay.

Chuqa' yalan ütz ri eucalipto chwäch ronojel ri taq chik chikopil. Ojer kan, jumül xkusäx rik'in ri taq ritzelal ri tz'umal. Wakamin e k'o tojtob'enïk nkib'ij chi kan qitzij yerukamisaj kan re taq chikopil re'. K'a nb'ix chi k'o b'ey nukamisaj ri chikopil ri eucalipto stape' man yetikïr ta ri antibióticos. Chuqa' janila ruchuq'a' ri eucalipto chwäch ri ib'ochikopil, achi'el ri uk' o ri k'äq.

Pa k'isib'äl k'o chi nqab'ij chi ri ruq'anal ri eucalipto chuqa' ntikïr nrelesaj ri q'axomäl o ri sipojïk. K'a ri k'o rutzil chwäch ri ruq'axomal b'aq chuqa' wi k'o ruk'aqät o rusipojik ri tz'umal.

K'AYEWAL

Wi janila natïj ri eucalipto, xtk'oje' nïm ritzelal, k'a xtitikïr xtuk'äm pe ri kamïk. Janila itzel ruqumik ri eucalipto chi kiwäch ri ak'wala'. Po re ritzelal re' xaxe xtk'oje' wi natïj ruyon ri ruq'anal; achi'el röj man nqakusaj ta ri ruq'anal, xaxe ri ruya'al ri ruxaq, majun b'ey xqatz'ët ta jun k'ayewal. Po jani nqab'ij chi man natïj ta, xaxe najiq'aj ri ruxla' o nakusaj ri ruya'al pa ruwi' ri ach'akul; rik'in ri rub'eyal re rukusaxik re' man xtk'oje' ta ritzelal. Chuqa' majun b'ey yatikïr nakusaj ri ruya'al chöj pa ruwi' ri rupaläj jun ne'y o ak'wal roma jujun b'ey ntikïr nuk'äm pe rutz'apatajik rupospo'y. Chuqa' wi achajin chaqi'j ojöb' o jun nïm k'ayewal rik'in ri apospo'y k'o chi nachajij awi' roma ntikïr nsipoj ri ak'u'x roma ri ruxla' ri eucalipto.

ACHIKE RUB'EYAL RUQUMIK

Wi k'o ojöb' o ruq'axomal ri k'uxaj jantape' k'o chi najiq'aj ri ruxla' ri eucalipto. Yatikïr naroqowisaj wo'o' o waqi' raqän chupam jun nik'aj litro ri ya', k'a ri taq janila nroqröt tajiq'a' ri ruxla'; ke ri xtitane' ri ojöb' chuqa' njaqe' ak'u'x. Chuqa' yatikïr nach'eqeb'a' jun tzyäq rik'in ri ruya'al, k'a ri nakusaj pa ruwi' ri ak'u'x. Achi'el xqab'ij aq'anij kik'in ri taq ne'y majun b'ey yatikïr nakusaj pa ruwi' ri kipaläj. Rik'in ri ruq'axomal b'aq, yatikïr nakusaj junam ri ch'eqël tzyäq pa ruwi' akuchi' nq'axon wi. Chuqa' nqakusaj ri eucalipto rik'in ri ritzelal ri tz'umal; kan qitzij k'o rutzil chwäch ri uk' o ri k'äq. Chwäch ri uk' o ri k'äq nrajo' jun ruya'al janila ruchuq'a'; k'o chi naroqowisaj lajuj raqän chupam jun nik'aj litro ri ya', k'a ri nakusaj pa ruwi' ri atz'umal ka'i' b'ey pa jun q'ij.

Eucalipto es un árbol que procede de Australia, pero se ha difundido por muchos países. Tiene una altura hasta 40 metros, una corteza del color gris o plateada, y siempre crece un poco encorvado. Sus hojas son muy distintas del color medio verde con un vello fino plateado. Las partes medicinales son las hojas que contienen altas concentraciones de aceites aromáticos, el más importante siendo cineol.

Usos

Originalmente, fue usado por los pueblos indígenas de Australia en el tratamiento de heridas e infecciones de la piel, después fue adoptado como medicina importante en muchas culturas antiguas. Tiene muchos usos tradicionales, pero los usos que son bien comprobados en estudios científicos son en el tratamiento de infecciones de la piel, dolores reumáticos, y en catarros e infecciones de los pulmones.

En la actualidad, el eucalipto es sobre todo usado para aliviar la tos y facilitar la respiración en casos de catarros fuertes. Sus vapores, que contienen aceites muy aromáticos, abren los pulmones por medio de deshacer mocos. También, hay mucha evidencia que la inhalación de los vapores puede eliminar infecciones de los pulmones, como neumonías y tuberculosis, aunque estos tratamientos requieren cantidades altas de la planta que probablemente no deben ser atentados en remedios caseríos.

Otro uso muy importante del eucalipto es como antimicrobial. Históricamente, fue usado para infecciones menores de la piel. Estudios científicos han comprobado este uso como sustancia antimicrobial fuerte. En un caso, el uso topical del aceite de eucalipto pudo resolver una infección bacterial muy resistente a antibióticos modernos. También tiene eficacia con infecciones causadas por ácaros, piojos, y la sarna.

Finalmente, hay evidencia que los aceites de eucalipto tiene propiedades analgésicas y anti-inflamatorias. Es decir, el eucalipto es útil en casos de dolores reumáticos y también para picazones e inflamaciones menores de la piel.

Efectos secundarios

La sobredosis de eucalipto, si tomado, puede ser muy grave, hasta la muerte especialmente en niños. Casi siempre, hay que tomar el aceite concentrado para tener una sobredosis y es muy raro con solo infusiones de las hojas. Pero de todos modos, no recomendamos la toma de eucalipto. Preferimos usar solo vapores y lienzos, los cuales son menos peligrosos. Nunca debe aplicar los vapores o baños de eucalipto directamente a la cara de los bebes y niños pequeños, porque pueden tener reacciones muy fuertes hasta no poder respirar. Los asmáticos también tienen que tener cuidado, porque pueden tener espasmos de los pulmones con el eucalipto.

Como tomarla

En casos de catarros, neumonías, y gripes recomendamos una inhalación de los vapores de eucalipto. Se pueden añadir 5-6 ramitas de eucalipto a un medio litro de agua y, cuando están hirviendo bien, hay que inhalar los vapores para aliviar las síntomas de la tos. También se puede aplicar un lienzo de esta misma solución tibia al pecho. Como hemos dicho, nunca debe aplicarlo a la cara de un bebe o niño pequeño. En casos de dolores reumáticos, también se puede aplicar el lienzo a la articulación afectada. Recomendamos el eucalipto en casos de infecciones de la piel, particularmente de sarna, piojos, o ácaros; en estos casos, se debe aplicar un lienzo un poco más fuerte (hecho de hasta 10 ramitas) dos veces al día a las áreas afectadas.

EYA' — PERICÓN

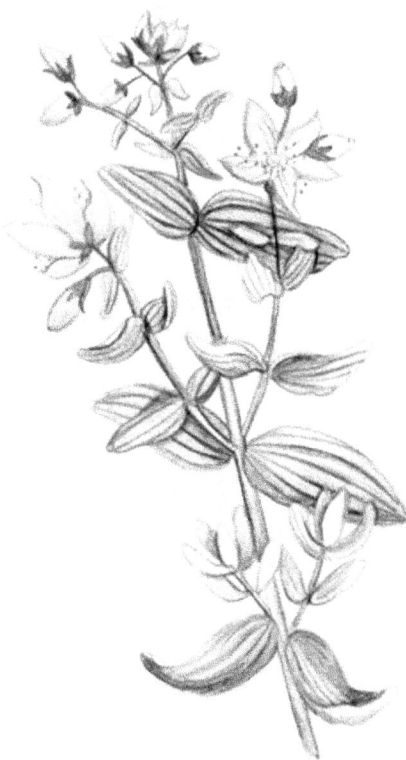

Hypericum perforatum

RI EYA' JUN TI che', k'in jub'a' k'a nik'aj metro o jun metro raqän. Petenäq aj Europa, Asia, chuqa' Africa po wakamin k'a k'o wawe' Iximulew. Ri ruxaq xax ok, chuqa' räx-q'än rub'onil, jujun b'ey k'o ch'uti q'ëq setesïk chi ruxe'. Ri rukotz'i'j q'än rub'onil, jantape' rik'in wo'o' raqän, k'a ka'i' centímetros rusetesik. K'o k'ïy ri taq aq'om chupam ri eya' po ri yalan k'atzinel ja la ri hipericina roma nuya' waran, nrelesaj b'is o mayoj, nukamisaj ri taq chikopil, chuqa' nuqasaj ri sipojïk.

ACHIKE RUKUSAXIK

Ojer kan xek'oje' k'ïy ri taq rukusaxik ri eya'. Po wakamin janila nkusäx roma ri b'is o ri mayoj. K'o k'ïy samaj nub'ij chi yalan ruchuq'a' rik'in ri relesaxik jun b'is man kan tan nïm, k'a e jujun nkib'ij chi k'o ruchuq'a' chwäch ri kaxlan aq'om. Chuqa' k'in jub'a' k'o rutzil chwäch jun yalan nïm b'is, po e k'o jujun aq'omanela' nkib'ij manäq. Kan qitzij chuqa' k'o rutzil chwäch juley chik ruyab'ilal ri mayoj, achi'el jun winäq nrajo' ntane' nqumun o jun ixöq o xtän jantape' itzel nuna' rik'il.

Chuqa' k'o rutzil ri eya' chwäch ri taq chikopil o sipojïk, roma jun ojer rukusaxik jantape' rik'in ri taq ruch'a'k o rusokotajik ri tz'umal. Xtojtob'ëx ruchuq'a' chwäch k'ïy chikopil. Chuqa' k'o jun samaj xuk'üt chi k'o rutzil wi k'o ri rusipojik o ruk'aqät ri tz'umal chi man nk'achoj ta.

Pa k'isib'äl k'o rukusaxik rik'in ri rusipojik ri pamaj o wi k'o jun ch'a'k chupam ri pamaj, roma ntikïr nukamisaj ri chikopil chi nukowirisaj re yab'il re'.

K'AYEWAL

Man kan ta k'o jun nïm ritzelal ri eya'. Jujun b'ey wi janila ntix, nmulun jub'a' ri k'uxaj. Chuqa' ntikïr nub'än chi ch'anin nporöx ri tz'umal roma ri q'ij, k'a ri wi ri yawa'i' janila nkitïj ri eya' k'o chi nkichajij ki' taq yek'oje' chwäch ri q'ij o pa b'ey. Ri ak'wala' yetikïr nkitïj, majun k'ayewal ta. Chuqa' jub'a' ma jujik majun ritzelal ta chwäch ri ixoqi' koyob'en, po achi'el jantape' rije' k'o chi nkichajij ki' chuqa' man nkitïj ta janila.

ACHIKE RUB'EYAL RUQUMIK

Rik'in ri b'is o mayoj, k'o chi natïj ri eya' kaji' b'ey pa jun q'ij, q'ij q'ij. Nab'än ri ruya'al rik'in jun o ka'i' raqän (o ka'i' ti pak'a'ch ri chaqi'j kotz'i'j chuqa' ruxaq) chupam jun xara ri ya'. Roma ri b'is o ri mayoj jun yab'il man ch'anin ta nk'achojsäx, k'o chi natïj ri eya' k'in jub'a' ka'i' ik' o pa ruwi'.

Röj chuqa' nqakusaj janila ri eya' rik'in ri rusipojik ri pamaj junam rik'in juley chik aq'om q'ayïs. K'o chi nasik'ij pa ruwi' chupam ri rutanaj ri wuj pa ruwi' ri ritzelal ri pamaj.

EL PERICÓN ES UN PEQUEÑO arbusto de medio metro hasta un metro de altura. Es nativo de Europa, Asia, y África pero ahora se cultiva también en las Américas. Sus hojas son delgadas y del color verde-amarillo, algunas veces con pequeños puntos negros por abajo. Sus flores son amarillas con 5 pétalos y pueden medir un par de centímetros en diámetro. El pericón tiene muchos compuestos medicinales, pero el más importante es la hipericínea, que tiene efectos sedantes, anti-depresivos, antimicrobiales, y anti-inflamatorios.

USOS

Históricamente, el pericón ha tenido muchos usos, pero actualmente su uso más importante es en el tratamiento de depresión. Hay muchos estudios que han comprobado que la toma diaria de pericón es muy eficaz en casos de depresión no sumamente grave; inclusive, algunos estudios muestran que su eficacia es mejor que los medicamentos químicos. También podría tener un rol en los casos de depresión más avanzados, pero en cuanto a esto todavía los médicos no están de acuerdo. También es útil en casos de otros enfermedades que tienen un componente de ansiedad, depresión, o estrés. Por ejemplo hay un estudio que dice que podría ser importante en casos de alcoholismo y otro que dice puede aliviar los síntomas asociadas con la regla.

El pericón también tiene propiedades antimicrobiales y anti-inflamatorias, lo que explica su uso tradicional en el tratamiento de heridas y inflamaciones de la piel. Su eficacia contra un rango de bacterias es bien comprobada. Otro estudio ha mostrado que alivia la irritación y inflamación de un dermatitis crónico.

Su ultimo uso tradicional es en el tratamiento de inflamaciones y úlceras del estómago, y ha sido comprobado que puede matar a los bichos que son asociados con esta enfermedad.

EFECTOS SECUNDARIOS

Los efectos secundarios del pericón son mínimos. Algunas veces provoca un poco de náusea y también puede sensibilizar la piel al sol así que los que lo están tomando mucho deben protegerse contra los rayos del sol. Su uso en niños tampoco provoca efectos malos. Estudios iniciales dicen que es seguro usarlo en el embarazo, pero como siempre las mujeres embarazadas deben tener cuidado y tomar una cantidad mínima de cualquier medicina.

COMO TOMARLA

En caso de depresión u otros problemás similares, debe tomar el té de pericón 4 veces al día, hecho con 1-2 ramitas de la planta o 2 cucharadas de las flores y hojas secas en una taza de agua. Como ésta es una enfermedad crónica, hay que seguir con el tratamiento por un par de meses por lo mínimo.

Lo usamos mucho en el tratamiento de inflamación del estómago junto con algunas otras plantas. Debe leer más sobre este tratamiento en la parte del libro sobre enfermedades del estómago.

KOWILÄJ CHE' — ENCINO, ROBLE

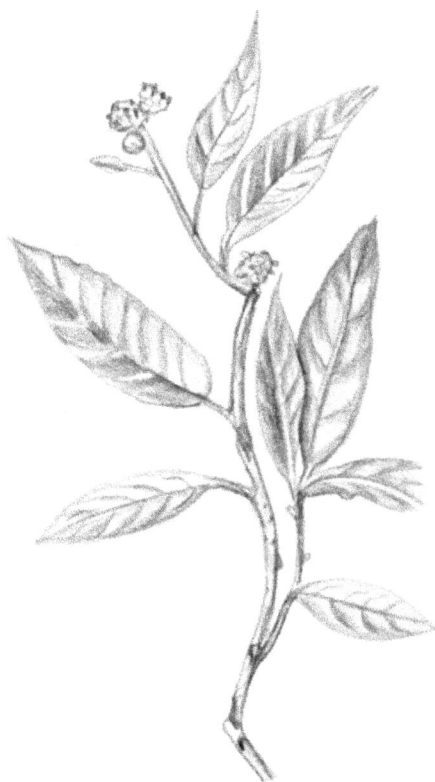

Quercus

R I RACH'ALAL *Quercus* jun ach'alal'il e konojel nïm taq che', e jujun yek'ïy k'a
kak'al lajuj metros raqän. Stape' e k'o k'ïy ruwäch ri kowiläj che' chupam
ri rach'alal, jub'a' ma junam kib'anikil. Yalan q'aläj ri taq ruxaq, nïm chuqa' pïm
rub'anikil, yalan xotöl ruchi', räx o q'equ'm räx rub'onil. Chuqa' yalan q'aläj
ruwäch, roma jun wayij. Pa ruwi' rutzil achi'el aq'om, ronojel ri taq ruwäch ri
kowiläj che' e junam. Chupam ri ruxaq chuqa' ri rij jantape' k'o ri taq taninos. Ri

29

taninos janila chaqijirisanel, k'achojsanel, chuqa' k'o ruchuq'a' chwäch ri chikopil.

ACHIKE RUKUSAXIK

Ri kowiläj che' e k'ïy ri ojer rukusaxik, po ri yalan k'atzinel pa ruwi' ri tz'umal, achi'el ri taq rusipojik o ritzelal. Chuqa' k'o rutzil chwäch wi taq ib'öch' yalan sipojnäq chi ri aqanaj o ruchi' ri tun; k'o ruchuq'a' roma nrelesaj ri sipojïk, ri k'aqät, chuqa' nub'än chi ntane' ri rusachb'äl rukik'el (achi'el wi nb'ojin jun ib'öch' chi ruchi' ri tun). Chuqa' nukamisaj k'ïy chikopil stape' man kan ta k'o ruchuq'a' chwäch ri taq oköx.

K'o rutzil chwäch ri ya' chi ri pamaj o rusipojik ri pamaj. K'o tojtob'enïk nub'ij chi ntikïr nrelesaj ri taq chikopil chi k'o chupam ri pamaj, k'a ri ntikïr nk'achojsaj jun sipojïk o ch'a'k chi ri pamaj. Po chuqa' roma e yalan kow ri taninos k'o b'ey nmulun ri k'uxaj; k'o winaqi' yexa'a' taq nkiqüm. Roma ri', man kan ta nqakusaj ke ri; k'o juley chik aq'om q'ayïs junam rutzil chwäch ri pamaj po majun ritzelal ta.

K'AYEWAL

Wi xaxe nkusäx pa ruwi' ri tz'umal majun k'o ta ritzelal. Wi natïj, k'o b'ey nmulun ak'u'x o nsipoj apam.

ACHIKE RUB'EYAL RUQUMIK

Xaxe nqakusaj pa ruwi' ri tz'umal, rik'in jun rusipojik o rusokotajik, roma yalan chaqijirsanel chuqa' k'achojsanel. Nqab'än ch'ajonïk ka'i' b'ey pa jun q'ij, q'ij q'ij rik'in ri ruya'al (nab'än jun b'oraj ri ruxaq chupam jun litro ri ya', naroqowisaj lajuj ch'uti ramaj).

EL GÉNERO *Quercus* ES una familia de árboles grandes con muchos miembros. Los más grandes pueden crecer a una altura de 50 metros. Aunque hay varios miembros de la familia, todos se parecen porque tienen hojas muy distintas, que son grandes, gruesas, y muy lobuladas, del color verde o verde oscuro. También su fruta es una bellota, que también es característica de toda la familia. En cuantos a sus usos medicinales, también todos son iguales. Las hojas y corteza siempre tienen concentraciones muy altas de taninos, con propiedades antisépticas, astringentes, y cicatrizantes.

USOS

El encino tiene muchos usos tradicionales, pero los más importantes tratan de aplicaciones externas, como infecciones e irritaciones de la piel, hemorroides, y varices. Sus taninos dan propiedades anti-inflamatorias, anti-picazón, y hemostáticas (así, por ejemplo en caso de hemorroides irritados), y también es eficaz contra un rango de bacterias. No es tan eficaz contra los hongos.

Por sus mismos taninos, algunas veces es tomado en casos de diarrea o gastritis. Sus eficacia contra algunas de las bacterias que causan diarreas fuertes ha sido comprobado, y también hay estudios comprobando que puede ayudar con la cicatrización de úlceras estomacales. Pero también los taninos pueden provocar náusea y vómitos en algunas personas. Por eso, no lo usamos mucho en esta forma, porque hay otras plantas también eficaces pero sin estos efectos secundarios.

EFECTOS SECUNDARIOS

En su aplicación externa, no tiene ningún efecto negativo. En algunas personas, la toma de una infusión fuerte puede provocar náusea, vómitos, o irritación del estómago.

COMO TOMARLA

Lo usamos solo en forma externa, en casos de alergias o heridas pequeñas de la piel, por sus propiedades astringentes, antimicrobiales, y cicatrizantes. Se hacen lienzos dos veces al día, hechos con un manojo de hojas hervidas en un litro de agua por 10 minutos.

JACARANDA

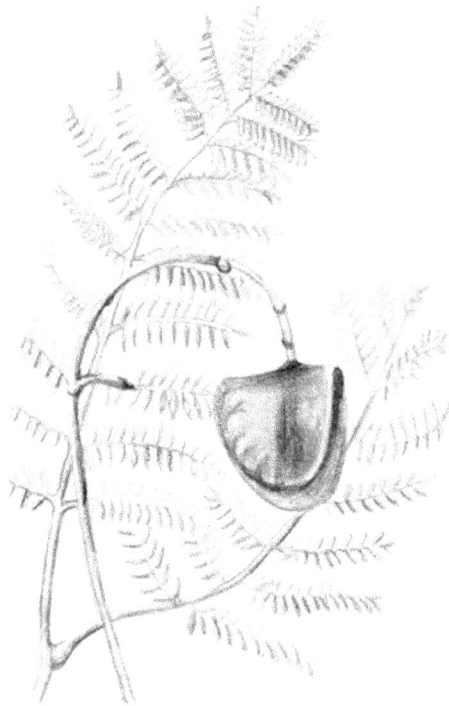

Jacaranda

RI JACARANDA JUN NÏM che' k'a juk'al lajuj metros raqän.   Nk'ïy wawe' Iximulew chuqa' jujun chik naqaj tinamït. Ri ruxaq yalan q'aläj roma k'ïy ko'öl taq ruxaq nkimöl ki', nkipo' ki' achi'el jun nïm ruxaq. Ri ruwäch jun nïm räx kinäq'. Ri taq rukotz'i'j xaxe yek'oje' pa ri saq'ij, jeb'ël rub'onil achi'el xar o tuq, chuqa' janila jub'ül. Ri aq'om k'o chupam ri ruxaq chuqa' ri rukotz'i'j, k'o rutzil chwäch ri taq chikopil (amebas chuqa' bacteria), chuqa' janila chaqijirsanel.

ACHIKE RUKUSAXIK

33

E k'o ka'i' ri ojer rukusaxik ri jacaranda. Nab'ey roma kamisanel chwäch ri chikopil chi ri pamaj (achi'el ri amebas), wakamin xtojtob'ëx chi kan qitzij k'o rutzil ke re. Jub'a' ma konojel ri aq'omanela' nkib'ij chi janila k'o ruchuq'a' ri rukotz'i'j chwäch ri ruxaq, po la majani xtojtob'ëx ta. Chuqa' k'o jun k'ayewal, roma ri taq kotz'i'j xaxe yek'oje' ka'i' ik' pa jun juna'. Roma ri' k'o b'ey man yatikïr ta nawïl. Po, wi nk'atzin, e k'o aq'omanela' nkik'ayij ri ruya'al ri kotz'i'j pa ronojel ri juna'.

Jun chik ojer rukusaxik, chi nuk'achojsaj ri taq sokotajïk chuqa' ri taq ritzelal ri tz'umal. Roma ri ruxaq yalan chaqajirsanel, utziläj chwäch ri taq ch'a'k chuqa' ntikïr nrelesaj ronojel ruwäch ri chikopil. Roma ri', k'o rutzil ri ruya'al ri ruxaq chwäch ronojel k'ayewal richin ri tz'umal. Chuqa' k'o rutzil chwäch ri taq ch'a'k chupam ri chi'aj o wi k'o rusipojik o ruq'axomal ri eyaj.

K'AYEWAL

Majun k'o ta tojtob'enïk pa ruwi' ri ritzelal ri jacaranda. Chuqa' man qetaman ta jampe ri chöj ruqumik. Roma ri', wi k'o jun ruyab'ilal ri pamaj röj man kan ta nqakusaj stape' k'o rutzil chwäch. Chuqa' k'o juley chik aq'om q'ayïs, achi'el ri sik'ij o ri xaqixaq, chi k'o rutzil chwäch ri yab'il re', po chuqa' janila qetaman pa ruwi' ruqumik. Chuqa' ri sik'ij o ri xaqixaq nk'oje' ronojel ri juna' po ri rukotz'i'j ri jacaranda xaxe nkoje' jun o ka'i' ik'. Roma ronojel ri man qetaman ta pa ruwi' ri jacaranda, ri ak'wala' chuqa' ri ixoqi' koyob'en k'o chi nkichajij ki' wi nkiqüm.

ACHIKE RUB'EYAL RUQUMIK

Rik'in ri taq ch'a'k o sokotajïk richin ri tz'umal, chuqa' wi k'o k'ayewal chupam ri chi'aj, k'o chi nach'äj rik'in ri ruya'al jun o ka'i' b'ey pa jun q'ij, qi'j q'ij. Yatikïr nab'än ri ruya'al rik'in lajuj nïm ruxaq chupam jun litro ri ya', naroqowisaj lajuj ch'uti ramaj. Wi nawajo' nachojmirisaj jun itzel chi ri apam, k'o chi nakanoj ri ruya'al ri rukotz'i'j pa jun aq'om k'ayb'äl, po k'o chi nak'utuj chire ri k'ayinel jampe natïj roma ri taq ruya'al ri kotz'i'j yek'ayïx man e junam ta.

L A JACARANDA ES UN ÁRBOL indígena muy distintivo a Guatemala y otros países mesoamericanos. Tiene una altura de hasta 30 metros. Sus hojas son muy grandes y divididas en hojitas individuales. Su fruta es en forma de un ejote grande. Las flores aparecen en el verano y son brillantes, de color morado o azul, y con mucho olor. Las partes medicinales son las flores y las hojas, las cuales tienen propiedades antiparasíticas y antimicrobiales como también astringentes.

Usos

La jacaranda tiene dos usos tradicionales principales. El más importante es en el tratamiento de parásitos intestinales. Su eficacia contra parásitos ha sido bien comprobado. La mayoría de naturistas dicen que las flores tienen más eficacia que las hojas en cuanto a los parásitos, aunque esto nunca ha sido estudiado. El problema más grande con el uso de la jacaranda en esta manera es que solo aparecen las flores un par de meses cada año, siendo difícil encontrar la medicina todo el tiempo. Sin embargo, muchos naturistas venden una tintura de las flores todo el año.

El otro uso es en la cicatrización de heridas de la piel y curación de infecciones de la misma. Las hojas de jacaranda tienen propiedades muy astringentes y también antimicrobiales. Entonces, la aplicación de lienzos y lavadas con una infusión de las hojas de jacaranda tiene un rol en el tratamiento de este problema. Por la misma razón, otro uso es como una gárgara en casos de infecciones y inflamaciones de las encías.

Efectos secundarios

No hay ningún estudio sobre los efectos secundarios de jacaranda. Tampoco ha sido bien establecida la dosis óptima. Por eso, no la usamos mucho en casos de infecciones intestinales, y de todos modos hay otras plantas como apasote y ajenjo mejor estudiadas y que están disponibles todo el año. Sobre todo los niños y mujeres embarazadas deben tomarla con mucho cuidado.

Como tomarla

En casos de llagas o infecciones de la piel, también en casos de las encías, puede hacer lienzos o gárgaras una o dos veces al día con una infusión preparada con 10 hojas grandes hervidas 5-10 minutos en un litro de agua. Si quiere tomarla para una infección intestinal, debe preguntarle al naturista la dosis porque todas las tinturas son diferentes.

JENGIBRE

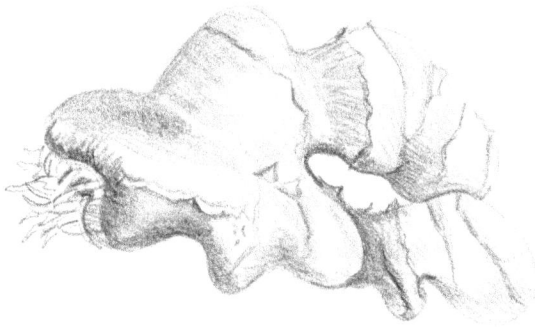

Zingiber officinale

R I JENGIBRE PETENÄQ pa Asia, chuqa' yalan rejqalen kik'in ri ojer kan winaqi'. Yalan q'aläj rub'anikil. Nïm raqän, k'in jub'a' k'a jun metro. Ri ruxaq yalan räx chuqa' nïm raqän achi'el k'a juk'al lajuj centímetros. Rukotz'i'j nïm chuqa' rub'anikil achi'el ri rutza'n ri q'ayïs, k'o jujun taq rub'onil po wawe' Iximulew jub'a' ma jantape' natz'ët ri käq rub'onil. Ri aq'om k'o chupam ri ruxe'; ri ruxe' ri' pïm chuqa' k'o jujun taq pïm ruwi', k'aqo'j o q'än rub'onil. Ri ruxe' aq'om roma k'o ri taq ruq'anal ri jengibre chupam, achi'el ri gingerol.

ACHIKE RUKUSAXIK

Ri rukusaxik yalan k'atzinel rik'in ri rumulunik ri k'uxaj, ke ri jantape' xkusäx chuqa' roma ri ojer kan winaqi'. Ri ruq'anal gingerol janila k'o ruchuq'a' chwäch re jun k'ayewal re'. Yalan k'atzinel chuqa' roma majun k'o ta ritzelal chike ri ixoqi' koyob'en, k'a ri rije' k'o chi nkitïj roma ch'anin nuchojmirisaj ri rumulunik kik'u'x.

Chuqa' k'o rutzil ri jengibre chwäch ri taq sipojïk. Ke ri k'o jun samaj xuk'üt chi wi achajin ri ruq'axomal b'aq (ri ruwäch ruq'axomal rik'in rukosik ri b'aq), nk'achoj jub'a' wi q'ij q'ij natïj ri jengibre, roma xtrelesaj rusipojik. Chuqa' e k'o aq'omanela' nkib'ij chi k'o rutzil chwäch ri jun chik ruwäch ruq'axomal b'aq (taq nuch'äy ri' ri ch'akulaj).

E k'o jujun samaj nkib'ij chi k'in jub'a' utziläj ri jengibre wi achajin ri rujotolem rukab'il o rujotolen ruq'anal ri kik', chuqa' roma nuqasaj jub'a' kisipojik re ka'i' yabil re'. K'o rutzil chwäch xäb' achike chik q'axomäl chuqa', achi'el ruq'axomal wi'aj, qulaj o ik'.

K'AYEWAL

Wi janila natïj ri jengibre, xtpe ri ruya'al ri pamaj, k'a ri k'o chi nachajij awi' wi achajin ri itzel pamaj. Junam rik'in ri ruya'al ri rupeqës sase', k'a ri chuqa' tachajij awi' wi achajin ri sipojnäq peqës o wi k'o rab'äj. Rik'in ri jengibre xtupo' ri' man kan ta pïm ri kik'. K'a ri wi natïj jun chik aq'om junam rusamaj (achi'el ri aspirina, ri ibuprofena, o ri diclofenaco), k'o b'ey ntikïr npe jun tzaqo'n kik'. Ri ixoqi' koyob'en yetikïr nkitïj jub'a' ri jengibre.

ACHIKE RUB'EYAL RUQUMIK

Yatikïr natïj k'a jujun kaji' gramos ri räx ruxe' pa jun q'ij. Yatikïr natïj chöj ke ri o achi'el ri ruya'al (naroqowisaj ri ruxe' chupam jun xara ri ya'). K'o chi natïj jun gramo ka'i' k'a kaji' b'ey pa jun q'ij wi nachajij ri rumulunik ri k'uxaj o ri ruq'axomal b'aq. Jun gramo achi'el ka'i' ti pak'a'ch ri ruxe' ch'opojnäq. Wi xaxe nachajij ri ruq'axomal wi'aj, qulaj, o ik' xaxe k'o chi natïj ka'i' xara pa jun q'ij.

EL JENGIBRE VIENE de la Asia y es muy antiguo. Hay evidencia de su uso hace 4,500 años. Es una planta muy distinta, con un solo tallo grueso y largo de medio metro hasta un metro de altura. Sus hojas son del color verde oscura, largas y lanceoladas, hasta de 30 centímetros. Sus flores son largas en forma de punto y de varios colores, aunque la forma más común en Guatemala es roja. La parte medicinal es la raíz, que es gruesa e irregular, de color café o amarillo. Los compuestos medicinales son principalmente aceites aromáticos como el gingerol.

USOS

El uso más estudiado del jengibre es en el tratamiento de náuseas, que también es uno de sus usos tradicionales más importantes. Más importante, jengibre es una planta segura durante el embarazo, así que las mujeres que padecen de náuseas lo pueden tomar.

También el jengibre tiene efectos anti-inflamatorios muy fuertes. Un estudio ha mostrado que la toma diaria de jengibre es muy útil en casos de osteoartritis, porque su actividad anti-inflamatoria alivia los dolores asociados con esta enfermedad. También hay expertos que usan el jengibre con otros tipos de artritis como artritis reumático.

Hay también algunas investigaciones preliminares que sugieren que podría tener un rol en el tratamiento de diabetes y colesterol alto, también por sus actividades antioxidantes y anti-inflammatorios. También hay evidencia que tiene propiedades analgésicas, y puede ser usado en casos de dolor de cabeza, de la garganta, o de la regla.

EFECTOS SECUNDARIOS

En cantidades altas el jengibre puede provocar la boca amarga porque estimula el estómago. También estimula la vesícula, y puede provocar dolores en personas con inflamación o piedras de la vesícula. También hace menos espesa la sangre, así que si está tomando otra medicina con el mismo efecto (los comunes son aspirina, ibuprofena, diclofenaco) en pocos casos podría provocar sangramiento. Las mujeres embarazadas pueden tomarlo en cantidades moderadas.

COMO TOMARLA

La dosis máxima es de 4 gramos de la raíz fresca cada día. Se puede tomar así como raíz o picarlo y hacer un té. En los dos casos, una dosis es aproximadamente 1 gramo (más o menos 2 cucharadas de la raíz fresca rallada). En casos de náusea o artritis la dosis es de 1 gramo 2-4 veces al día. En casos de dolores de la cabeza o regla o una gripe puede tomar una taza del té dos veces al día.

KAXLAN IXK'IJ —
HIERBABUENA

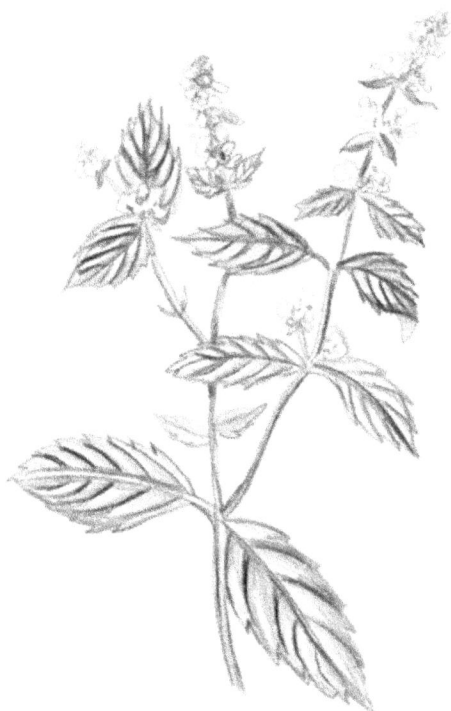

Mentha

E K'O K'ÏY RUWÄCH ri kaxlan ixk'ij chupam ri rach'alal *Mentha*, roma yetik
pa ronojel ruwachulew, po kichin konojel yalan q'aläj ri ruxla' ri *Mentha*. E
konojel ko'öl, k'in jub'a' nik'aj metro kaqän. Ri taq ruxaq k'o taq ti rey chi ruchi',
yalan räx rub'onil, jujun b'ey k'o jun rismal säq rub'onil chi ruxe'. Rukotz'i'j man
kan ta k'atzinel, ko'öl chuqa' tuq rub'onil. Ri aq'om k'o chupam ri ruxaq, akuchi'
k'o wi jun yalan k'atzinel ruq'anal janila jub'ül; la mentol rub'i'.

41

ACHIKE RUKUSAXIK

Ojer jan jumül xkusäx ri kaxlan ixk'ij rik'in ri ruq'axomal ri pamaj. E k'o k'ïy samaj xkitojtob'ej chi k'o ruchuq'a' chwäch ronojel raxkej–richin ri ixkolöb' o rute' pamaj o xäb' achike. K'a ri yalan k'atzinel rikin ruq'axomal ri ik', chuqa' wi nxupupin o nq'axon ri pamaj chi rij ri wa'im. Chuqa' roma ruqumik nub'än ruya'al ri pamaj chuqa' ri rupeqës ri sase', k'a ri ntikïr nuch'äj ri peqës o nub'än chi man xtnimir ta jun rab'äj ri peqës. Qetaman chi k'o ruchuq'a' chuqa' chwäch jun yab'il chi jantape' nq'axon chuqa' nsipoj ri pamaj. Rik'in re jun yab'il re', wi natïj q'ij q'ij, xtk'achoj jub'a' ri q'axomäl, ri xupupïk, chuqa' ri ya' chi ri pamaj. E k'o aq'omanela' nkib'ij chi pa ruwi' ri yab'il ri', k'o ruchuq'a' ri kaxlan ixk'ij chwäch ronojel kaxlan aq'om.

K'o jun chik rukusaxik rik'in ri ojöb' o ri q'axomäl pa qulaj. Ri ruq'anal mentol nuqupij ronojel ri rupimal ri ya' chi nkanäj pa ri qulaj, chuqa' nub'än chi ntane' ri ruk'aqät ri ojöb. Chuqa' roma janila jub'ül, njaqe' ri tzapatzïk tzamaj.

Wi nakusaj ri kaxlan ixk'ij pa ruwi' ri atz'umal, ch'anin xtana' jub'a' ri tew. La jun rusamaj nrelesaj q'axomäl chuqa' k'aqät. K'a ri wi nk'aqät atz'umal o wi k'o rusipojik, k'o chi nakusaj ri kaxlan ixk'ij pa ruwi'. Junam k'o jub'a' rutzil chwäch ri chikopil, k'a ri nto'on wi k'o jun ti itzel chupam ri tz'umal.

Pa k'isib'äl, roma nrelesaj q'axomäl k'o rutzil chwäch ri ruq'axomal ri wi'aj wi nakusaj ri ruya'al pa ruwi' akuchi' nq'axon wi. K'o jun tojtob'enïk xub'ij chi k'o ruchuq'a' ri kaxlan ixk'ij chwäch ri acetominofina rik'in ri ruq'axomal ri wi'aj.

K'AYEWAL

Yalan b'uyül ri kaxlan ixk'ij, wi xaxe ntix ri ruya'al majun k'o ta ritzelal. Xaxe wi achajin jun ch'a'k chupam ri apam o wi k'o ruk'ayil achi', jujun b'ey k'o k'ayewal roma janila nub'än ruya'al ri pamaj roma ri ruqumik ri kaxlan ixk'ij. Chuqa' stape' k'o samaj xub'ij chi ntikïr nb'aqïr ri rab'äj ri peqës rik'in ri kaxlan ixk'ij, wi janila nïm ri taq ab'äj awichin o wi sipojnäq ri apeqës, ntikïr nukowirisaj pe ri q'axomäl.

ACHIKE RUB'EYAL RUQUMIK

K'o chi nab'än ruya'al rik'in ka'i' o oxi' ti pak'a'ch ri chaqi'j ruxaq (o ka'i' o oxi' räx raqän) chupam jun xara ri ya'. Wi k'o ojöb', ab'äj chupam ri peqës o ruq'axomal ri pamaj k'o chi natïj oxi' o kaji' xara pa jun q'ij chi rij ri wa'im. Wi k'o ruq'axomal ri wi'aj o ruk'aqät ri tz'umal, k'o chi nch'eqe' jun tzyäq rik'in jun yalan köw ruya'al (oxi' k'a waqi' raqän chupam jun xara ri ya') k'a ri nkusäx akuchi' k'o wi.

HAY MUCHAS ESPECIES de hierbabuena, dependiendo de la región del mundo en la que estamos hablando, pero todos se caracterizan por su olor muy reconocible de *Mentha*. Todas las especies son pequeñas plantas de quizás medio metro de altura, las hojas son verdes con pequeños dientes y algunas veces un fino vello blanco. Las flores son moradas y no muy impresionantes. Las partes medicinales son las hojas, por tener altas concentraciones de aceites aromáticos. El aceite más importante es mentol.

USOS

Históricamente, la hierbabuena ha sido usado para calmar dolores del estómago. Muchos estudios científicos han mostrado que tiene un efecto muy calmante sobre toda clase de calambres, sea del intestino o de la matriz. Así que es muy útil en casos de dolores asociados con la regla, también con gases o indigestión. También tiene efectos colagógicos, o sea que estimula el jugo gástrico y biliar, lo cual puede ayudar limpiar la vesícula y deshacer piedras biliares. Es particularmente bien estudiado en casos de irritación e inflamación crónica del sistema digestivo. En estos casos, la toma diaria de hierbabuena puede aliviar los dolores, gases, y diarreas asociados con esta enfermedad. Hay algunos expertos que dicen que funciona mejor que todos las medicinas químicas.

Otro uso muy común de la hierbabuena es en casos de gripe o catarro. Sus aceites aromáticos pueden quitar mocos y también alivian el dolor y picazón de la tos. También, porque es muy aromática, puede destapar la nariz.

Cuando uno aplica este mentol a la piel se siente un poco de frío. Este enfrio es un efecto analgésico, así que la aplicación de la hierbabuena a la piel puede aliviar la picazón en casos de irritación o inflamación. Asimismo, tiene algunas propiedades antimicrobiales, ayudando así en casos de infecciones menores.

Finalmente y por el mismo efecto analgésico, la hierbabuena aplicada a la cabeza es muy útil en casos de dolores de cabeza. Hay un estudio que demuestra que tiene la misma eficacia que acetaminofina en el tratamiento de esta enfermedad.

EFECTOS SECUNDARIOS

La hierbabuena es una de las plantas más suaves, y si tomada solo como té casi no produce efectos secundarios. Solo en el caso que una persona padezca de boca amarga o úlceras gástricas hay que tener cuidado; como estimula el jugo gástrico, puede provocar síntomas. Aunque hay evidencia que la hierbabuena puede deshacer piedras vesiculares, en casos muy avanzados puede provocar dolor por estimular la vesícula.

COMO TOMARLA

Se puede hacer un té hirviendo de 2 a 3 cucharadas de la hojas secas o 2-3 ramitas de la planta fresca en una taza de agua. En casos de catarro, gripe, piedras vesiculares, o irritación intestinal, se pueden tomar 3 o 4 tazas diarias entre comidas. En caso de dolor de la cabeza o picazón de la piel, se puede aplicar un lienzo de 3-6 ramitas frescas por cada taza hervida cuando viene la molestia.

Kotz'i'j aq'om — Manzanilla

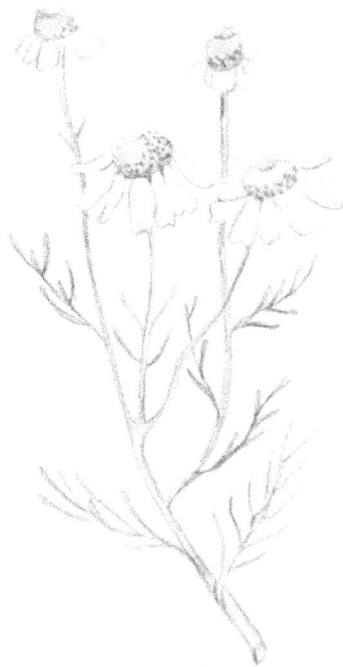

Matricaria recutita

WAKAMIN K'IN JUB'A' ri kotz'i'j aq'om ri yalan k'atzinel aq'om pa ronojel ruwachulew.   Ojer kan petenäq pa Europa po wakamin yatikïr nawïl pa ronojel tinamït. Ri raqän juk'al k'a kak'al centímetros. Ri ruxaq yalan ko'öl, jub'a' ma achi'el jun ti b'aq rub'anikil. Ri yalan q'aläj ri rukotz'i'j, janila njub'üb'chuqa' saqiläj ruxaq rik'in jun nik'ajal q'än rub'onil. Qetaman k'ïy pa ruwi' re jun q'ayïs re', k'o k'ïy aq'om chupam. Ri yalan k'atzinel ri taq ruq'anal, achi'el ri levomenol chuqa' ri camazuleno, po chuqa' ri taq flavonoides achi'el apigenin. Nkusäx ronojel ri q'ayïs achi'el aq'om po janila k'o ruchuq'a' ri taq kotz'i'j.

45

ACHIKE RUKUSAXIK

Roma ronojel raq'om, nkusäx ri kotz'i'j aq'om rik'in k'ïy yab'il, po nab'ey jantape' rik'in ri ruq'axomal ri pamaj. E k'o taq samaj nkib'ij chi ntane' ruraxkej ri ixkolöb' chuqa' ruxupupik ri pamaj roma ruqumik ri kotz'i'j aq'om. Chuqa' k'o rutzil wi nq'axon rupam jun ne'y. Roma rutzil jun ruq'anal, ri levomenol, ntikïr nuchajij chuqa' ri itzel pamaj, k'a ri man xtupo' ta ri' ch'a'k.

Chuqa' jumül xkusäx rik'in ruq'axomal ri chi'aj o qulaj. K'a ri k'o chi natïj wi k'o ojöb' o wi nq'axon aqul. Ke la' pa Europa janila nkikusaj ri kotz'i'j aq'om chuqa' wi k'o chikopil chupam ri chi'aj o wi' k'o sipojïk o k'aqät pa ruwi' ri tz'umal. Pa ruwi' ronojel re rukusaxik re', k'o samaj nub'ij chi ri yalan k'atzinel raq'om jun ruq'anal camazuleno rub'i' roma janila ntikïr nuqasaj xäb' achike sipojïk.

Pa k'isib'äl k'o jun chik raq'om apigenin rub'i'; nuya' waran chuqa' nrelesaj oyowal. Man kan ta k'o ritzelal, k'a ri yatikïr natïj wi majun awaran ta o wi k'o amayoj.

K'AYEWAL

Ri kotz'i'j aq'om yalan b'uyül, majun ritzelal ta. K'a ri ri ixoqi' koyob'en chuqa' ri taq ne'y yetikïr nkitïj jub'a'. Xaxe k'o b'ey npe jun sipojïk chi rij, k'a ri wi nachajij ri rutz'apatajik ri pospo'y o wi k'o k'ayewal rik'in ri rusipojik o ruk'aqät ri runaq' awäch o ri atzam, k'o chi nachajij awi'.

ACHIKE RUB'EYAL RUQUMIK

Achi'el ri kotz'i'j aq'om majun ritzelal ta, röj jantape' nqakusaj nab'ey rik'in ri ojöb' chuqa' kiq'axomal ri chi'aj, ri qulaj chuqa' ri pamaj. Roma ri' chuqa' nqa chi qawäch wi k'o chi nuchajij rupam jun winäq–achi'el wi k'o jun winäq ruchajin ri ruq'axomal b'aq chi jantape' nutïj ri kaxlan aq'om chi nuporoj rupam. Jub'a' ma jantape' yatikïr nub'än ri aq'om achi'el jun ruya'al. Wi yatikïr nawïl ri ruyon rukotz'i'j k'o chi nakusaj, roma k'o ruchuq'a' chwäch ri raqän. Rik'in ri kotz'i'j naroqowisaj ka'i' ti pak'a'ch chupam jun xara ri ya', k'a ri naqüm ri ruya'al oxi' o kaji' b'ey pa jun q'ij chi rij ri taq wa'im. Wi man nawïl ta ri ruyon kotz'i'j, yatikïr nab'än ri ruya'al rik'in ri raqän, ka'i' o oxi' chupam jun xara. Wi xaxe nq'axon ri chi'aj yatikïr nach'äj ri achi' rik'in ri ruya'al, k'a ri natorij (man k'atzinel ta chi nab'ïq'). Rikin ri ritzelal ri tz'umal, nab'ey k'o chi nch'eqe' jun tzyäq rik'in ri ruya'al, k'a ri nakusaj pa ruwi' akuchi' nsipoj o nk'aqät wi. Wi majun awaran ta o wi janila yamayon, k'o chi naqüm jun xara ri ruya'al nik'aj ramaj chwäch yakotz'e'.

ACTUALMENTE LA MANZANILLA podría ser la planta medicinal más usada en todo el mundo. Viene de Europa pero ahora se cultiva de todos lados. Tiene un tallo central de 20 a 40 centímetros de altura. Las hojas son muy pequeñas, casi tienen la apariencia de agujas. Las flores son las partes más distintivas, son muy aromáticas, tienen pétalos blancos y un centro bien amarillo. Es bien estudiada, y tiene varios compuestos con propiedades medicinales. Los más importantes son aceites esenciales como levomenol y camazuleno y flavonoides como apigenin. Se usa toda la planta como medicina, pero las flores tienen las concentraciones más altas de los compuestos activos.

USOS

Por tener tantos compuestos activos, la manzanilla ha sido usada en el tratamiento de muchas enfermedades, pero su uso principal ha sido con trastornos digestivos. Estudios científicos han demostrado que puede aliviar espasmos de los intestinos y dolores de gases e indigestión, incluso en los bebes recién nacidos. También previene inflamaciones del estómago y el desarolla de úlceras, particularmente por tener el compuesto levomenol en su aceite esencial.

Otro uso tradicional es para aliviar inflamaciones y dolores de la boca y garganta. Así tiene mucha eficacia en casos de gripe o catarro. En Europa la manzanilla es muy usada también para infecciones de las encías y también inflamaciones y manchas alérgicas de la piel. En cuanto a estos usos, muchos han investigado las propiedades del aceite, comprobando que particularmente el camazuleno tiene efectos anti-inflamatorios muy importantes.

Finalmente, la manzanilla, por la concentración muy alta de apigenin, tiene efectos hipnóticos y alivia la ansiedad. Estos efectos no son muy fuertes, así que la manzanilla es una medicina suave para poder dormirse bien y en casos de estrés.

EFECTOS SECUNDARIOS

La manzanilla es una de las plantas medicinales más suaves y seguras, casi no tiene efectos secundarios. Cuando tomada en cantidades moderadas es segura en bebes y mujeres embarazadas también. Hay algunos casos de alergia contra la manzanilla, así que deben tener cuidado los que padecen de asma o alergias de la nariz o ojos.

COMO TOMARLA

Como manzanilla es una planta muy segura, siempre recomendamos su uso como el primer tratamiento en casos de gripe, catarro, y otros dolores de la boca, garganta y estómago. También, por la misma razón, es nuestro tratamiento favorito para prevenir daños al estómago en casos de personas con artritis u otras que tienen que tomar mucha ibuprofena, aspirina, o diclofenaco, las cuales pueden quemar el estómago. En todos estos casos se hace un té. Es mejor hacer el té solo con las flores, que son más medicinales, hirviendo 2 cucharadas en una taza de agua. Se puede tomar este té 3-4 veces al día entre comidas. Si no puede encontrar una cantidad de flores suficientes, puede usar la planta entera, 2-3 ramitas en cada taza. Para dolores solo de las encías o boca, puede hacer gárgaras con esta misma solución, y en casos de inflamaciones de la piel, puede hacer lienzos. Para dar sueño y aliviar estrés, debe tomar una taza media hora antes de acostarse.

CULANTRO

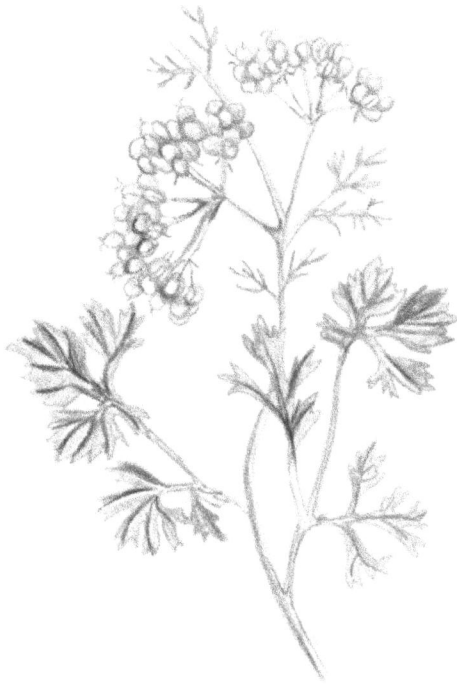

Coriandrum sativum

YATIKÏR NAWÏL RI culantro pa ronojel ruwachulew. Riri' jun ichaj rik'in jub'a' nik'aj metro raqän. Ri ruxaq chuqa' ri raqän yalan b'uyül, raxröj rub'onil. K'o jun ruxla' ri ruxaq achi'el ri ruxla' ri perexil. Rukotz'i'j säq o kaqköj rub'onil, man kan ta k'atzinel. Ri ruwäch jun nïm ija'tz, setesïk k'a wo'o' milimetros, k'o ruxla' yalan q'aläj achi'el ri ruxla' ri limonix (man junam ta rik'in ri ruxla ri ruxaq). Ri culantro jun aq'om roma k'o chupam jujun ruq'anal, achi'el ri linalol, yalan k'atzinel. K'o ruchuq'a' ri rija'tz chwäch ri ruxaq.

ACHIKE RUKUSAXIK

49

Ri ojer rukusaxik yalan k'atzinel rik'in ri ruxupupik o ruq'axomal ri pamaj. Chuqa' wi natïj ri culantro nub'än chi yanum. Chuqa' roma yalan jub'ül rija'tz, yalan ütz wi nel jun chüw ruxla' pa ri chi'aj. K'o samaj xuk'üt chi yalan ütz wi jumül achajin ri itzel pamaj, rik'in q'axomäl, sipojïk, ya', chuqa' rutz'apatajik.

K'o jun chik rukusaxik rik'in ri mayoj, riri' kan qitzij xtojtob'ëx. Chuqa' k'o rutzil wi majun yatikïr ta yawär.

K'o jujun chik samaj nkib'ij chi k'in jub'a' k'o rutzil chuqa' chwäch ri rujotolem rukab'il o ruq'anal ri kik', o wi k'o kumätz o jujun chik chikopil chupam ri pamaj, po majani xtojtob'ëx ta ütz.

K'AYEWAL

Wi man kan ta k'ïy natïj majun k'o ta k'ayewal. Po ri ixoqi' koyob'en k'o chi nkichajij ki' roma jun ojer rukusaxik ri culantro ri ruchojmirisaxik ri rute' ri pamaj.

ACHIKE RUB'EYAL RUQUMIK

K'o chi nakanoj ri ruwäch ri culantro roma k'o ruchuq'a' chwäch ri ruxaq. K'a ri nab'än jun ruya'al rik'in jun o ka'i' ti pak'a'ch chupam jun xara ri ya'. Rik'in ri ruq'axomal o ruxupupik ri pamaj chi rij ri wa'im, xaxe k'o chi natïj jun xara nik'aj ramaj chi rij ri wa'im. Rik'in ri jumül nq'axon ri pamaj, k'o chi natïj oxi' o kaji' xara q'ij q'ij, chi rij ronojel ri wa'im chuqa' chwäch yawär. Wi k'o itzel ruxla' pa ri achi', xaxe k'o chi natz'üb' o nakach'ij jujun ri ija'tz.

CULANTRO ES CULTIVADO POR todo el mundo. Es una planta de quizás medio metro de altura con tallo y hojas tiernas y del color verde pálido. Las hojas tienen un olor parecido al perejil. Sus flores son blancas o rosadas y no muy distintas. Sus frutas son pequeñas semillas redondas de aproximadamente 5 milímetros de diámetro y tienen un olor cítrico que es distinto que el olor de las hojas. Es medicinal por sus altas concentraciones de aceites aromáticos, como linalol, que están concentradas en las semillas. Las hojas también son medicinales pero no tanto como las semillas.

USOS

Su uso tradicional más importante es parar aliviar gases e indigestión. También estimula el apetito, y por su olor agradable ha sido usado en casos de mal aliento. Hay algunos estudios científicos que han mostrado que es muy útil en casos crónicos de intolerancia intestinal, caracterizados por dolores, gases, y diarrea o estreñimiento.

Otro uso tradicional es en el tratamiento de ansiedad, y este efecto ha sido comprobado en animales. También, por la misma razón, es útil en casos de insomnio.

Otros estudios han demostrado que podría tener un rol en casos de diabetes, colesterol alto, lombrices, e infecciones bacteriales, pero estas propiedades todavía no son bien entendidas.

EFECTOS SECUNDARIOS

Tomada en concentraciones moderadas no hay riesgo, pero las mujeres embarazadas deben tener cuidado porque históricamente también era usado por sus efectos sobre el sistema reproductivo.

COMO TOMARLA

Como las semillas son las partes de la planta más medicinales, se deben encontrar. Se hace un té con 1-2 cucharadas de estas semillas en un vaso de agua. En casos de indigestión o gases, debe tomar un vaso media hora después de la comida. En casos de intolerancia intestinal crónica, debe tomar 3-4 vasos diarios después de las comidas y antes de dormirse. En casos del mal aliento, se pueden chupar o masticar algunas de las semillas.

RORA — RUDA

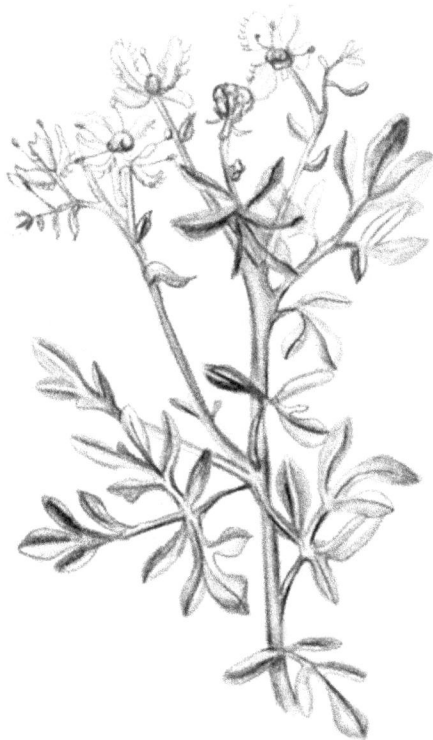

Ruta graveolens, Ruta chapalensis

R I RORA JUN AQ'OM q'ayïs yalan k'atzinel pa k'ïy taq tinamït. Rub'anikil achi'el jun ti che', k'a nik'aj metro raqän. Ri ruxaq ko'öl po yalan q'aläj roma ri rub'onil räx-xar. Ri rukotz'i'j q'än rub'onil. Ri ruxla' ri rora köw chuqa' jub'a' chüw roma junjun ruq'anal yalan ruchuq'a'. La ruq'anal la' rutina chuqa' chapalensina rub'i'.

ACHIKE RUKUSAXIK

Ojer kan xkusäx ri rora roma ri taq k'ayewal rik'in ri rute' pamaj, chuqa' wi

53

xk'oje' jun ixöq royob'en po man xrajo' ta. Ri ruq'anal chapalensina nuchojmirisaj chuqa' nkowirisaj ri rute' pamaj. Roma ri' nkusäx janila koma ri ixoqi' man nkajo' ta ri taq ne'y chuqa' wi k'a runaj npe ri ik'.

Chuqa' roma yalan ruchuq'a' ri ruq'anal, ntikïr nukamisaj ri chikopil, k'a ri nkusäx wi k'o jun itzel chupam ri pamaj. K'o samaj nub'ij chi rik'in ri chikopil chupam ri pamaj k'o ruchuq'a' ri ruya'al ri rora chwäch ronojel ri juley chik aq'om q'ayïs.

K'o jun rox rukusaxik ri rora, rik'in ri taq q'axomäl. Roma yalan k'o ruchuq'a' ri ruq'anal, ntikïr nuqasaj ri taq sipojïk. Roma ri', xkusäx janila rik'in ri ruq'axomal b'aq, chuqa' rik'in ri ruq'axomal jun q'aynäq eyaj.

K'AYEWAL

Kan qitzij ri rora jun yalan köw aq'om q'ayïs. Xtpe ch'anin ritzelal stape' xaxe jub'a' natïj. Ri ritzelal ri rora ntikïr nuk'äm pe ri tzaqo'n wi'aj, chuqa' nusök ri sase' o ri kinäq' k'a ri kamïk. E k'o k'ïy rutzijol pa ruwi' ri xtani' man xkajo' ta ri taq ne'y, xkitïj ri rora, xekäm. Roma ri', ri ak'wala' chuqa' ri ixoqi' koyob'en majun b'ey yetikïr nkitïj ri rora. Roma ri ritzelal, röj man nqatïj ta ri rora. Chuqa' k'o b'ey ntikïr nub'än chi nsipoj ri tz'umal ri rora. Wi nakusaj ri rora pa ruwi' ri atz'umal, po ke ri npe ch'a'k o k'aqät k'o chi yatane' nakusaj.

ACHIKE RUB'EYAL RUQUMIK

Roma ritzelal ri rora, nqab'ij chi xaxe yatikïr nakusaj ri rora pa ruwi' ri atz'umal po man yatikïr ta natïj. Stape' nk'oje' jun k'ayewal rik'in ri ik', man k'o ta chi natïj, roma k'o juley chik aq'om q'ayïs chuqa' k'o ruchuq'a' po majun ritzelal ta. K'a ri röj xaxe nqakusaj ri rora rik'in ri q'axomäl b'aq. Rik'in re jun yab'il re', k'o chi natzäk jun wo'o' o waqi' raqän chupam jun nik'aj litro ri ya', k'a ri nakusaj jun tzyäq ch'eqël rik'in ri ruya'al pa ruwi' akuchi' nq'axon wi. Chuqa' k'o rutzil chwäch ri ruq'axomal eyaj, xaxe k'o chi nach'äj ri awey rik'in ri ruya'al ka'i' o oxi' b'ey pa jun q'ij. Man nab'ïq' ta roma ritzelal, chi rij ri ch'ajonïk xaxe natorij. Pa k'isib'äl k'o jun chik rutzil ri rora, chwäch ri taq xane'; wi namäl ri räx ruxaq pa ruwi' ri atz'umal, xke'animäj yan.

L A RUDA ES UNA planta bastante común en todo el mundo. Es en forma de un pequeño arbusto de aproximadamente medio metro de altura. Sus hojas son pequeñas y tienen un color verde-azul muy distinto. Las flores son amarillas. La ruda tiene un olor bastante pungente y desagradable, el cual viene de sus aceites aromáticos. Sus aceites medicinales principales incluyen rutina y chapalensina.

Usos

Tradicionalmente, la ruda ha sido usado en casos de enfermedades de la matriz y para provocar abortos. Su aceite chapalensina regula a la matriz, provocando contracciones e impidiendo concepción. Así es usado mucho para prevenir tener hijos y también en casos del atraso de la menstruación.

También, por sus altas concentraciones de aceites tóxicos, ha sido usado como un antimicrobial y en casos de amebas u otras infecciones del tracto intestinal. Algunos estudios científicos han comprobado que la esencia de la ruda es una de las medicinas más potentes en el tratamiento de estas enfermedades.

El tercer uso tradicional de ruda es para aliviar dolores. Porque su esencia es muy aromática, la aplicación topical puede desinflamar hinchazones menores. Por eso, ha sido usado mucho como lienzo en casos de reumatismos y también para aliviar el dolor de un diente cariado.

Efectos secundarios

La ruda es una planta sumamente tóxica. No se requiere tomar mucho para llegar a una sobredosis, la cual puede provocar trastornos epilépticos y dañar el hígado y riñones hasta la muerte. Hay tantas historias de jovencitas que se han muerto tratando de provocar un aborto con cantidades altas de ruda. Los niños y mujeres embarazadas nunca deben tomar ruda, por riesgo de sobredosis y aborto, y pues la verdad es que nosotros no recomendamos la toma de ruda en ningún caso. En pocos casos, el uso externo de ruda puede provocar una irritación de la piel, hasta producir ampollitas. Se usted nota este efecto, debe dejar de usarla.

Como tomarla

Por el riesgo de sobredosis, los usos seguros de la ruda son aplicaciones externas solamente. Incluso en casos del atraso de la regla, no la usamos porque hay otras plantas más seguras que son también emenagogas. Entonces la usamos más que todo en casos de dolores reumáticos. En estos casos, se puede hacer un lienzo sobre la articulación afectada, hirviendo 5-6 ramás de ruda en un medio litro de agua. También es probablemente seguro usarla en casos de dolor de las muelas, haciendo gárgaras con este mismo liquido 2-3 veces al día, pero debe tener cuidado de no tragar el líquido. Otro uso seguro de la ruda es como repelente de zancudos y otros insectos. En este caso, puede frotar las hojas frescas directamente sobre la piel.

Rujey kej — Cola de caballo

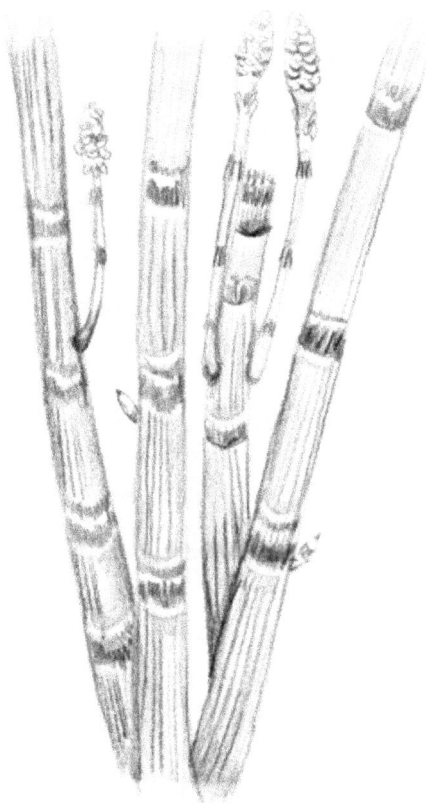

Equisetum

E K'ÏY RUWÄCH RI rujey kej; achi'el pa México akuchi' nkusäx wi janila, e k'o k'in jub'a' oxi' ruwäch. Po junam rukusaxik ronojel ri taq ruwäch. Chuqa' jub'a' ma junam kib'anikil, jun chöj raqän, majun ruxaq o wi k'o ruxaq xaxe ti ko'öl. Re raqän re' achi'el jun k'in rik'in jun jul chupam; wi yalan k'äs räx rub'onil

57

po taq nchaqi'j xtupo' ri' q'än o k'aqo'j. Ri aq'om nk'oje' chupam re raqän re'.

ACHIKE RUKUSAXIK

Ojer kan xkusäx achi'el jun aq'om nuya' ri chuluj, chuqa' wakamin k'o rukusaxik ke ri. Yatikïr natojtob'ej rik'in ri sipojïk petenäq chi rij jun sokotajïk y ruxotoxajik b'aq, chuqa' wi nsipoj ri awaqän roma rukosik awib'och'il. Ke ri chuqa' yatikïr natïj rik'in ri itzel chuluj o wi k'o ab'äj chupam ri chuluj roma jumül xtuch'äj ri ruyakb'al chuluj. K'o jun samaj nub'ij chi ütz wi jotöl ruchuq'a' ri kik' chuqa'.

Chuqa' ke la' México yalan k'atzinel ri rujey kej rik'in ri rujotolem rukab'il ri kik'. K'o samaj nub'ij chi kan qitzij nxule' ri kab' roma ruqumik ri rujey kej. Chuqa' k'o rutzil chwäch ri chikopil, k'a ri xkusaj ojer kan rik'in jun ch'uti ruyab'ilal ri tz'umal. Pa k'isib'äl, k'o jun tojtob'enïk nub'ij chi k'o rutzil wi man k'o ta ruchuq'a' ri b'aq. K'in jub'a' chuqa' wi paxnäq jun b'aq, ch'anin xtk'achoj roma ri rujey kej.

K'AYEWAL

Nab'ey majun k'o ta ruk'ayewal ri rujey kej. Po kan qitzij xtk'oje' k'ayewal wi jumül natïj; roma ruqumik ri rujey kej ri ach'akul man xtitikïr ta nuchäp ri vitamina B6. K'a ri tikirel chi xtrajo' re jun vitamina re'. K'a ri röj man nqakusaj ta rik'in ri rujotolem rukab'il o ruchuq'a' ri kik', roma rik'in re ka'i' yab'il re' k'o chi natïj jumül ri aq'om. Chuqa' e k'ïy ri juley chik aq'om q'ayïs yalan ütz chwäch re ka'i' yab'il re'. Wi nawajo' natïj rujey kej roma majun ruchuq'a' ri ab'aqïl k'o chi chuqa' natïj jun vitamina q'ij q'ij, wi manäq xtrajo' ri vitamina. Chuqa' roma e k'o juley chik aq'om q'ayïs nkiya' chuluj, achi'el ri rukotz'i'j ri Jamaica, ri eneldo, chuqa' ri tamarinb'o, röj xaxe nqakusaj ri rukey kej wi nxote' jun b'aq o rik'in ri itzel chuluj. Ri winaqi' kichajin jun yab'il yalan itzel rik'in kik'u'x o kikinaq' k'o chi yetzijon rik'in jun aq'omanel, man xaxe ta nkitïj jun q'ayïs nuqasaj ri sipojïk.

ACHIKE RUB'EYAL RUQUMIK

K'o chi nab'än jun ruya'al, naroqowisaj ka'i' o oxi' ti pak'a'ch ri chaqi'j q'ayïs chupam jun xara. K'a ri yatikïr natïj oxi' xara pa jun q'ij jun o ka'i' wuq'ij rik'in ri itzel chuluj o jun sipojïk. Stape' k'o rutzil chwäch ri chikopil, man nqakusaj ta ke ri, roma e k'ïy chik aq'om q'ayïs yalan kuchuq'a' ke ri po chuqa' man kan tan jotöl kajil.

HAY MUCHAS ESPECIES DE cola de caballo, por ejemplo en México, donde se usa mucho como medicina, hay por lo menos tres especies comunes que son usadas en una manera igual. Todos las especies se parecen, formando tallos rectos sin hojas o con solo hojas muy pequeñas. Estos tallos tienen forma de pajilla, y tienen color verde pálido cuando frescos. Al secarse son amarillos o menos verdes. Se usa toda esta pajilla como medicina.

Usos

Por siglos, la cola de caballo ha sido usada como un diurético. Este sigue siendo su uso principal. Se puede usar en casos de hinchazones postraumáticos, como zafaduras, o asociados con insuficiencia de las venas (varices). También por su misma actividad como diurético, se puede usar en casos de infecciones urinarias o piedras del tracto urinario. Hay un estudio que dice puede ser útil también en casos de alta presión, por aumentar la cantidad de orina.

La cola de caballo es una de las plantas más usadas en México en el tratamiento tradicional de la diabetes. Muchos estudios científicos han comprobado que tiene este efecto. También tiene algunas propiedades antimicrobiales, así que ha sido usado en casos de infecciones de la piel no muy graves. Finalmente, hay un estudio usando cola de caballo en el tratamiento de osteoporosis; así podría ser útil en el tratamiento de esta enfermedad y también en casos de huesos fracturados.

Efectos secundarios

Cola de caballo no tiene ningún efecto inmediato malo. El problema es que prohibe la absorción de la vitamina B6. Así si es tomada por mucho tiempo podría provocar una deficiencia de esta vitamina. Por eso no recomendamos su uso en casos de diabetes ni alta presión porque estas enfermedades requieren tratamiento por largo plazo y porque hay otras plantas sin este efecto. En casos de osteoporosis, debe tomar cada día también una vitamina para evitar este efecto crónico. También hay otros diuréticos eficaces como la rosa de Jamaica y el tamarindo, así que nosotros casi solo la usamos con enfermedades agudas, como zafaduras o infecciones urinarias. Las personas con hinchazones grandes por tener enfermedades graves del corazón o riñones no deben solo tomar cola de caballo porque estas enfermedades siempre requieren el consejo de un médico.

Como tomarla

Se puede hacer un té hirviendo 2 o 3 cucharadas de la hierba seca en una taza de agua. Puede tomar 3 tazas de este té cada día en casos de una infección urinaria o hinchazón no muy grave por una o dos semanas. Aunque tiene propiedades antimicrobiales, no la usamos así, porque hay otras plantas menos caras y más eficaces.

RUKOTZ'I'J RI JAMAICA —
ROSA DE JAMAICA

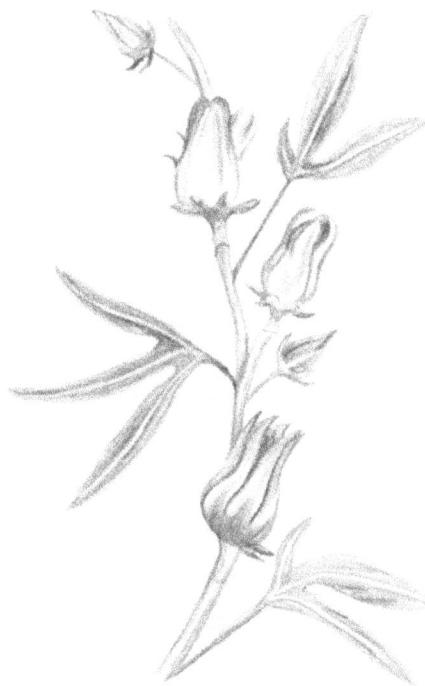

Hibiscus sabdariffa

R I RUKOTZ'I'J RI JAMAICA jun ti che' k'a ka'i' metros raqän o jujun b'ey aq'anij. Yalan e q'aläj ri taq rukotz'i'j, k'a lajuj centímetros rusetesik, rik'in jujun ruxaq säq o q'än rub'onil chuqa' jun pïm ruxe' käq rub'onil. Nkusäx ri ruxe' ri' achi'el aq'om, yatikïr nawïl pa ronojel ri k'ayb'äl achi'el chaqi'j rub'anikil. Re ruxe' re' janila k'o ruch'amil, achi'el k'o chupam ri ch'äm 'citrico' chuqa' ri vitamina C.

61

ACHIKE RUKUSAXIK

Ri rutzil ri rukotz'i'j ri Jamaica yalan k'atzinel chwäch rujotolem ruchuq'a' ri kik'. E k'o ka'i' rusamaj pa ruwi' ri yab'il re'. Nab'ey roma nuqasaj ronojel sipojïk man yekowïr ta ri taq ib'och', k'a ri nxule' ri ruchuq'a' ri kik'. Ruka'n, roma nuya' chuluj, ke ri taq janila yachulun, nxule' ri ruchuq'a' ri kik'. Re rutzil re' xtojtob'ëx roma k'ïy tz'etb'äl rik'in ri chikopi' chuqa' ri winaqi'. K'a ri, wi jotöl ri ruchuq'a' ri akik'el, jantape' k'o chi natïj re aq'om q'ayïs re'.

Chuqa' k'o rutzil chwäch rujotolem rukab'il ri kik'. Wi ntix ri kotz'i'j q'ij q'ij, k'ïy b'ey nxule' rukab'il ri kik'. Chuqa' ntikïr nto'on roma nuchojmirisaj ri ritzelal ruq'anal ri kik'; wi natïj, nxule' ri 'itzel' ruq'anal ri kik' po chuqa' njote' ri 'jeb'ël' ruq'anal ri kik'. Re samaj re' pa ruwi' ri ruq'anal ri kik' yalan k'atzinel wi k'o jun winäq ruchajin rujotolem rukab'il ri kik', roma k'ïy b'ey chuqa' k'o chi nuchajij ri' chwäch ri rujotolem ruq'anal ri kik'. Wi xaxe ruyon ruchajin ri ruq'anal ri kik' chuqa' k'o rutzil.

Roma chupam ri kotz'i'j k'o k'ïy ri taq ch'äm, ntikïr nuchojmirisaj jun chik k'ayewal, ja la wi janila nkowïr ri kis o wi k'o jun winäq janila k'o chi nuch'ïj nkisin. Chuqa' k'o jujun samaj nkib'ij chi ri rukotz'i'j ri Jamaica nub'än chi nuxlan ri rute' ri pamaj, k'a ri k'in jub'a' k'o b'ey nub'än chi man xtpe ta jukumaj ri ne'y. Po re jun rusamaj re' majani xtojtob'ëx ütz.

K'AYEWAL

Ri rukotz'i'j ri Jamaica, majun k'o ta ritzelal wi xaxe jub'a' natïj. Man k'o ta chi yamayon pa ruwi' ruqumik.

ACHIKE RUB'EYAL RUQUMIK

Wi nachajij ri rujotolem rukab'il, ruchuq'a', o ruq'anal ri kik' k'o chi natïj ri rukotz'i'j ri Jamaica q'ij q'ij. K'o chi nab'än jun xara ri ruya'al rik'in jun ti moq'aj (wo'o k'a waqxaqi' ri chaqi'j ti kotz'i'j), k'a ri naroqowisaj wo'o' ch'uti ramaj.

L A ROSA DE JAMAICA es un arbusto que puede tener una altura de más de 2 metros. Tiene flores largas muy distintas, hasta 10 centímetros, con pétalos blancos o amarillos y un cáliz rojo. La parte de la planta usada como medicina es este cáliz, que se encuentra en casi todos los mercados en forma seca. Este cáliz tiene cantidades muy altas de varios ácidos, entre ellos el ácido cítrico y la vitamina C.

USOS

Los efectos más importante de la rosa de Jamaica tratan de su uso en casos de alta presión. Hay dos mecanismos que explican este efecto. Primero, por sus propiedades antioxidantes y relajantes, baja la presión directamente por hacer que se relajen las arterias. En segundo lugar, tiene propiedades bastante diuréticas, y aumentar la cantidad de orina también baja la presión. Este efecto ha sido comprobado en animales y humanos, así que la rosa de Jamaica debe ser uno de las medicinas principales en el tratamiento de esta enfermedad.

También la rosa tiene un rol en el tratamiento de diabetes. La toma diaria de rosa de Jamaica puede bajar el nivel de azúcar. También, puede ayudar en el control de colesterol alto, bajando la concentración de colesterol 'malo' y aumentando la concentración de colesterol 'bueno.' Este efecto es muy importante tanto en los diabéticos, que también muchas veces tienen problemás con el colesterol, como en personas que padecen solamente de colesterol alto.

Por su concentraciones muy altas de ácidos orgánicos, tiene un efecto laxante, así que es útil en casos de estreñimiento no muy graves. Finalmente, hay estudios que dicen que relajan los músculos de la matriz, así algunas fuentes dicen que podría ser útil para detener partos prematuros, pero este efecto no es bien comprobado.

EFECTOS SECUNDARIOS

La rosa de Jamaica es una de las plantas más seguras; tomada en una dosis normal no tiene ningún efecto malo ni precaución.

COMO TOMARLA

En el tratamiento de presión alta, diabetes, y colesterol alto, recomendamos la toma de una taza de té de rosa de Jamaica tres veces al día todos los días. Se hace este té hirviendo un puñadito de la rosa seca (unos 5-8 pedacitos) unos 5 minutos.

SIK'IJ — APASOTE

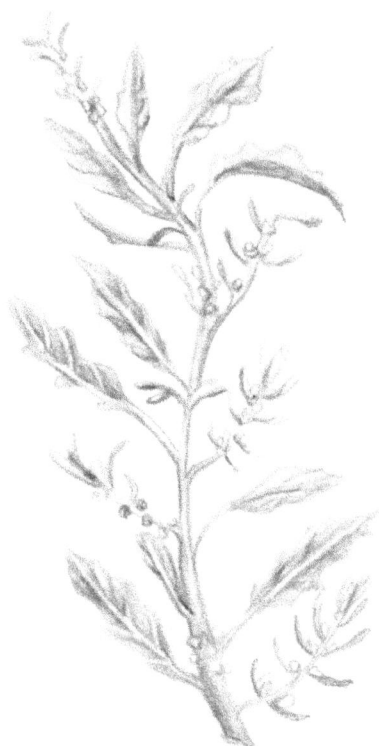

Chenopodium ambrosioides

RI SIK'IJ NAB'EY XK'OJE' xaxe wawe' pa Iximulew chuqa' México po k'a ri xk'wäx el pa ronojel ri nik'aj ruwachulew roma yalan ruchuq'a' chwäch ri taq kumätz. Wok'al kan juna' ri sik'ij ri yalan k'atzinel aq'om rik'in ri kumätz ke la' pa jotöl. Po k'a ri, roma xaxe xkusäx achi'el ri yalan ruchuq'a' ruqanal, janila xkitïj jujun winaqi' ke ri xekäm. Ri sik'ij jun ti che', k'a jun metro raqän, räx rub'onil ruxaq. Ko'öl rukotz'i'j, q'än o räx rub'onil, nkimöl ki' chi rutza'n. Janila njub'üb' ri sik'ij. Ye'aq'oman rukotz'i'j chuqa' ruxaq roma k'o jun q'än chupam yalan ruchuq'a' chwäch ri kumätz. Chuqa' nrelesaj ruq'axomal ri pamaj, chuqa' nto'on wi nsipoj ri pamaj.

Achike Rukusaxik

Ri rukusaxik yalan k'atzinel ja la chwäch ri kumätz, roma e k'o chupam ri ruxaq chuqa' ri rukotz'i'j jujun taq q'än achi'el ri ascaridol yalan kuchuq'a'. Roma k'o rusimil, yetikïr nkitïj ri ak'wala' stape' man nkajo' ta juley aq'om q'ayïs yalan k'äy achi'el ri xaqixaq.

Chuqa' yalan ütz ri sik'ij wi k'o q'axomäl chupam ri pamaj o wi nxupupin, o wi k'o jun winäq man nwa' ta ütz. Chuqa' xqatz'ët röj chi yalan ütz rik'in ri rusipojik ri pamaj o wi nel pe k'äy ya' pa ri chi'aj; rik'in re yab'il re' nqakusaj junam oxi' aq'om q'ayïs, ri kotz'i'j aq'om, ri sik'ij, chuqa' ri eya'.

Pa k'isib'äl k'o jun samaj nub'ij chi k'in jub'a' k'o rutzil ri sik'ij wi k'o jun itzel oköx pa ruwi' ri tz'umal.

K'ayewal

Xb'anatäj chi xkikusaj ri sik'ij ri aq'omanela' roma ri e kaminäq, po xekäm xaxe roma xkitïj janila ri yalan ruchuq'a' ruq'anal. K'o jun chik wuj nub'ij chi rik'in ri ruya'al majun k'ayewal ta. Kan qitzij ke ri xkitïj ojer kan janila ri qawinäq , achi'el jun ruya'al, majun xkina' ta ritzelal. Xaxe rik'in ri aq'omanïk petenäq aj näj xk'oje' jun k'ayewal, la xaxe roma xkitïj ri ruq'anal, man xkitïj ta ri ruya'al achike xkib'än qati't qamama'.

Ojer kan chuqa' xkusäx ri sik'ij wi xrajo' jun tzaqo'n ne'y o wi man xapon ta ri ik'. K'a ri ri ixoqi' koyob'en k'o chi nkichajij ki' rik'in ri sik'ij.

Achike Rub'eyal Ruqumik

Jantape' k'o chi natïj achi'el jun ruya'al. Naroqowisaj jun raqän chupam jun ti xara ri ya' wo'o' o lajuj ch'uti ramaj. Wi nawajo' nawelesaj kumätz, k'o chi naqüm ri xara pa meway (jun ramaj chwäch ri wa'im) ka'i' o oxi' b'ey pa jun q'ij jujun wo'o' k'a wuqu' q'ij. Wi nq'axon ri pamaj o nxupupin, k'o chi naqüm nik'aj ramaj chi rij ri wa'im; wi nawajo' yanum k'o chi naqüm chwäch ri wa'im. Chuqa' röj janila nqakusaj ri sik'ij rik'in ri itzel pamaj, k'o chi nasik'ij ri tanaj pa ruwi' re jun yab'il re'.

ESTA PLANTA SE ORIGINA de México y América Central, pero se difundió a través del hemisferio debido a su eficacia como una vermífuga. Hace un siglo, era uno de los remedios más comunes usado en las Américas para sacar lombrices. Desafortunadamente, era usado principalmente en forma de su aceite concentrado, lo cual provocaba algunas muertes debido a sobredosis. En forma física, la planta es un pequeño arbusto que no alcanza 1 metro, sus hojas son verdes y las flores, las cuales son muy pequeñas y del color verde-amarillo, están agrupadas a las terminaciones de los tallos. Tiene un olor muy aromático y distintivo. Las partes medicinales son las hojas y flores, las cuales tienen varios aceites con actividad vermífuga. También tiene propiedades como tónico y anti-gas.

USOS

Su uso principal y más importante es como vermífuga, o sea para sacar lombrices. Uno de sus compuestos principales se llama ascaridol, lo cual es un aceite con actividad anti-lombriz. Contiene otros aceites también con la misma actividad. Como tiene un sabor agradable, es uno de los desparasitantes más recomendables para niños que no pueden aguantar otras plantas más fuertes pero también desagradables como ajenjo.

También apasote se puede usar como tónico, así puede ser útil en casos de dolores del estómago, gases, y falta de apetito. De hecho, en nuestra práctica, hemos tenido mucho éxito en el tratamiento de gastritis y boca amarga usando una mezcla de apasote, manzanilla, y pericón.

Finalmente, hay algunos estudios preliminares que sugieren que el apasote podría tener eficacia contra infecciones de la piel causadas por hongos.

EFECTOS SECUNDARIOS

Aunque dejaron de usarlo hace muchos años la mayoría de médicos por haber provocado algunas muertes, en todos estos casos trataban de sobredosis de la aceite concentrada. Otros estudios han descubierto que cuando se toma solo como un té, o sea no tan concentrada, no hay problemás. De hecho este mismo té lo tomaban los pueblos indígenas de México y América Central por miles de años, y solo con la llegada de la 'medicina moderna' se ha concentrado provocando así efectos secundarios graves.

También otro uso tradicional era como emenagogo o para provocar aborto. Aunque este efecto no ha sido probado, las mujeres embarazadas deben tener cuidado con esta planta.

COMO TOMARLA

En todos casos debe ser tomado como un té, hirviendo una ramita en una taza de agua por unos 5-10 minutos. Para sacar lombrices, este té debe ser tomado en ayunas 2 o 3 veces al día (a sea por lo menos una hora antes de comer) por 5-7 días.

Como tónico o para quitar gases se puede tomar una taza media hora después de comer, y para dar apetito una taza media hora antes de comer. Lo usamos mucho en el tratamiento de gastritis y otros dolores del estómago, y puede leer sobre este uso en la parte de este libro que trata del problemas del estómago.

Tzoli'j — Savila

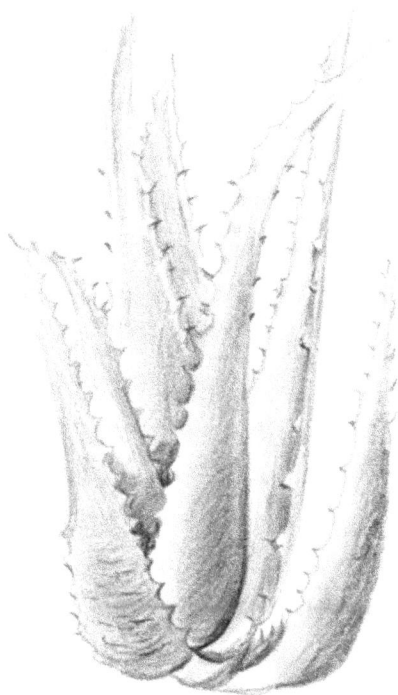

Aloe

E K'O K'ÏY RUWÄCH ri tzoli'j po jub'a' ma junam kib'anikil. Ri ruxaq jantape' nim raqän (k'a kak'al lajuj centímetros), pïm, räx rub'onil, chuqa' k'o jujun ti ruk'ixal chuchi'. Chupam ri ruxaq k'o jun pïm ruya'al chi janila nkapin. Naq'oman ri ruya'al roma k'o chupam jujun aq'om nkiqasaj sipojïk, nkikamisaj chikopil, chuqa' nkich'äj ri ixkolöb'.

ACHIKE RUKUSAXIK

Ri tzoli'j jantape' xkusäx pa ronojel ruwachulew roma rutz'apatajik ri pamaj, chuqa' rik'in ri taq rusipojik, ruch'a'k, o rusokotajik ri tz'umal. Kan qitzij xtojtob'ëx rutzil pa ruwi' rutz'apatajik ri pamaj, roma k'o jun raq'om antranoid rub'i' chi ntikïr nbuyujirisaj ri kis. Po chuqa' re aq'om re' janila k'o ruchuq'a', k'a ri wi janila natïj xtpe q'axomäl o ya' chi apam.

K'o jun chik aq'om chupam ri ruya'al ri tzoli'j emodin rub'i'. K'o samaj xuk'üt chi qitzij k'o rutzil chwäch ri taq chikopil (bacteria chuqa' ri taq virus). Chuqa' k'o rutzil ri tzoli'j chwäch ri rusokotajik ri tz'umal, roma janila k'achojsanel ri ruya'al. K'a ri yalan nto'on wi nporöx ri tz'umal roma ri q'ij o ri q'aq' o wi k'o ch'a'k. Chuqa' k'o taq samaj xkitojtob'ej chi yalan ütz wi k'o rusipojik o ruk'aqät ri tz'umal o wi k'o taq sal (achiel ri herpes).

Pa k'isib'äl e k'o jujun nkib'ij chi ntikïr nuqasaj ri rukab'il ri kik', k'a ri k'o rutzil chwäch re jun yab'il re'.

K'AYEWAL

Kan qitzij k'o ritzelal ri tzoli'j, roma wi ntix janila ntikïr nuk'äm pe ruq'axomal ri pamaj, raxkej, chuqa' ya' chi ri pamaj. Chuqa' jujun b'ey roma ri tzoli'j nkowïr o nsilon ri rute' pamaj. Roma ri', stape' k'o rutzil chwäch ri rujotolem rukab'il ri kik' chuqa' rutz'apatajik ri pamaj, röj man nqatïj ta ri tzoli'j. K'ayew xtawïl ri jampe k'o chi natïj chuqa' ch'anin yatikïr nana' ritzelal. Jujun b'ey nk'ayïx ri tzoli'j pa aq'om k'ayb'äl achi'el jun poqolaj encapsulada; lala' yatikïr natïj roma yatikïr nawetamaj jampe k'o chi natïj (k'o chi nasik'ij ri rij). Ri ixoqi' koyob'en majun b'ey yetikïr nkitïj ri tzoli'j roma ntikïr nuk'äm pe ri tzaqo'n ne'y. Rik'in ri rukusaxik pa ruwi' ri tz'umal majun k'ayewal ta, xaxe e k'o jujun winaqi' xtkaqär o xtk'aqät kitz'umal jub'a'.

ACHIKE RUB'EYAL RUQUMIK

Nab'ey k'o chi nach'öl ri ruxaq, k'a ri nakusaj ri ruya'al chi nel pe pa ruwi' ri atz'umal. Yatikïr nakusaj oxi' b'ey pa jun q'ij pa ruwi' ri k'atinäq tz'umal (roma ri q'ij o jun q'aq'), chuqa' ri taq ch'a'k, sal o k'aqät. K'o jun tojtob'enïk xub'ij chi ri tzoli'j man ütz ta chwäch ri nïm sokotajik, k'a ri nqab'ij chi xaxe nkusäx pa ruwi' ri taq ko'öl. Yalan k'o rutzil chuqa' chwäch ruyab'ilal ri tz'umal taq nupo' ri xaq ri q'otz' roma ri q'ij. Rik'in re k'ayewal re' k'o chi nakusaj pa ruwi' ri q'otz' oxi' b'ey pa jun q'ij chuqa' k'o chi yamujan chwäch ri q'ij.

HAY MUCHAS ESPECIES EN este género de planta medicinales *Aloe*, pero todas se parecen, así con hojas verdes muy gruesas, suculentas y lanceoladas, de hasta 50 cm de tamaño, con espinas pequeñas al borde. Dentro de las hojas está ubicada una savia gruesa y pegajosa, la cual es la parte más usada como medicina. Esta savia tiene muchos compuestos activos que han sido descritos como anti-inflamatorios, antimicrobiales, y purgantes.

USOS

Savila ha sido usado por siglos en muchas culturas, principalmente como un laxante y también para aliviar dolores de quemaduras y otras heridas menores de la piel. Su propiedad como laxante ha sido probado y viene de unos compuestos que se llaman antranoides. Desafortunadamente, la dosis como laxante es muy importante y si es tomado en una cantidad demásiada provoca dolores fuertes del estómago y actúa como purgante.

Otro compuesto de la savila se llama emodin, y unos estudios han mostrado que tiene efectos antimicrobiales y antivirales muy fuertes. También hay otros compuestos que tienen efectos anti-inflamatorios y que pueden ayudar con la cicatrización de heridas menores de la piel. Así es muy útil para aliviar el dolor de quemaduras del sol, raspaduras, y manchas. Unos estudios han dicho que también sirve para alergias de la piel como soriasis y hasta tener eficacia contra el herpes.

Finalmente, algunos pequeños estudios han mostrado que al tomar el jugo de savila baja el azúcar, así que podría ser útil en casos de diabetes.

EFECTOS SECUNDARIOS

Cuando es tomada, la savila puede provocar reacciones muy fuertes, como dolores del estómago y calambres, diarrea, y contracciones de la matriz. Así, aunque hay evidencia que es útil como laxante y también en la diabetes, no recomendamos tomarla, porque es difícil obtener la dosis correcta en un ambiente casero. Algunas veces los naturistas venden la savila seca en forma encapsulada; aquí la dosis es controlada y su uso es más seguro. Las mujeres embarazadas nunca deben tomar la savila. Aplicada a la piel, la savila es muy segura y casi no tiene ningún efecto secundario, solo algunos casos de una pequeña alergia.

COMO TOMARLA

En uso externo, al cortarse la hoja sale el jugo. Se puede aplicar tres veces al día a las áreas de la piel, que sean quemaduras, lesiones de herpes, o picazones o manchas pequeñas. Algunos estudios han mostrado que en casos de lesiones mayores, la savila puede atrasar la cicatrización, así que solo recomendamos la aplicación a lesiones menores. Un uso muy útil es en casos de manchas de la mejillas provocadas por estar mucho bajo el sol; en este caso también se aplica tres veces al día, pero también es importante siempre protegerse del sol para no ocasionar más daños.

VALERIANA

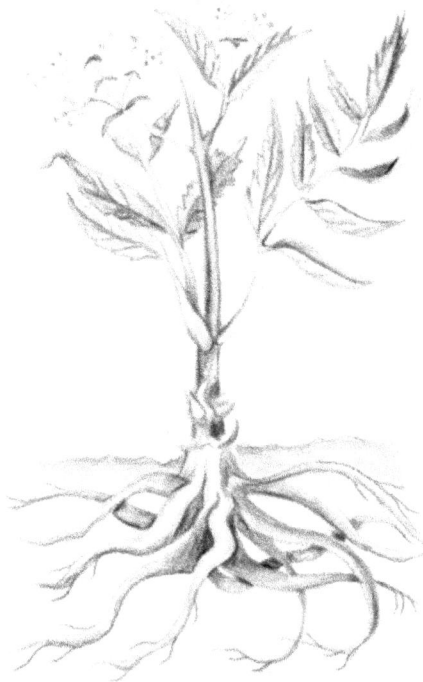

Valeriana officinalis

RI VALERIANA JUN AQ'OM q'ayïs nk'ïy pa ronojel ruwachulew. Yalan xax chuqa' nïm raqän. Ri taq ruxaq e ko'öl rik'in jun rismal chi ruxe'. Yalan e q'aläj ri taq rukotz'i'j, säq o kaqköj rub'onil, achi'el jun parab'äl kib'anikil, janila e jub'ül. Ronojel ri aq'om k'o chupam ri ruxe'; la ruxe' la' k'aqo'j o q'eqq'öj rub'onil chuqa' e k'ïy ri taq ruwi'.

ACHIKE RUKUSAXIK

Ojer kan jumül xkusäx ri valeriana rik'in ri majun waran chuqa' rik'in ri royowal o rumayoj jun winäq. K'o samaj nub'ij chi wi natïj ri valeriana, xkawär. Po chuqa'

73

k'o chi natïj q'ij q'ij, roma k'ïy b'ey ri yawa'i' nkib'ij chi xaxe chi rij junjun wuq'ij yetikïr nkina' rutzil. K'a ri man kan ta ütz ri valeriana wi xaxe jun b'ey man yatikïr ta yawär, po wi jumül man yatikïr ta kan qitzij k'o rutzil.

Chuqa' k'o samaj nub'ij chi k'o rutzil ri valeriana chwäch ri mayoj. Po man kan ta k'o ruchuq'a' achi'el chwäch ri waran. K'in jub'a' k'ïy b'ey nrelesaj ri mayoj xaxe roma nuya' ri waran.

K'AYEWAL

Jub'a' ma majun ritzelal ta ri valeriana. Xaxe e k'o jujun winaqi', stape' k'o chi nuya' kiwaran ri valeriana, rije' janila yekatäj roma nkitïj. Re winaqi' re' (man e k'ïy ta) man yetikïr na nkitïj ri valeriana jun b'ey chik. Chuqa' wi xatïj ri valeriana chupam k'ïy wuq'ij, k'o chi yatane' natïj eqal eqal, roma wi ch'anin yatane', janila xtak'uxlaj ke ri man ütz ta xtana'.

ACHIKE RUB'EYAL RUQUMIK

K'o chi naqüm ri ruya'al jun ramaj o nik'aj ramaj chwäch yakotz'e' q'ij q'ij. K'o chi natïj k'in jub'a' ka'i' wuq'ij k'a xtana' rutzil. Wi majun awaran ta o wi yamayon, k'o chi natïj q'ij q'ij k'in jub'a' jun waqi' wuq'ij, k'a ri k'o chi yatane' natïj eqal; ke ri xtawetamaj wi xk'achoj ri yab'il o wi man xk'achoj ta. Nab'än ri ruya'al rik'in ka'i' o oxi' ruwi' ri ruxe' chupam jun xara.

L A VALERIANA ES UNA planta cultivada por todo el mundo. Es delgada y alta, algunas veces hasta un metro de altura. Sus hojas son pequeñas con un fino vello abajo. Las flores son blancas o rosadas formando cabezas con la forma de paraguas y un olor muy agradable. La parte medicinal es la raíz que es del color gris o café, compuesta de muchos dedos individuales.

USOS

Por miles de años el uso de la valeriana ha sido en el tratamiento de insomnio, estrés y ansiedad. Su uso más aprobado es en el tratamiento de insomnio, y hay muchos estudios que muestran que viene más rápido el sueño con la toma de valeriana. Pero, también los estudios dicen que con la mayoría de gente requiere un par de semanas para sentir la diferencia, o sea que valeriana no es precisamente un tratamiento para insomnio agudo porque no va a funcionar con una dosis solamente.

También hay evidencia que puede funcionar en el alivio de estrés y ansiedad. Pero su eficacia no es tanto como en el caso de insomnio, y en muchos casos el alivio de estrés podría resultar solo de tener buen sueño.

EFECTOS SECUNDARIOS

La valeriana es una medicina muy segura, casi no tiene efectos secundarios. Solo que en poca gente, produce un efecto paradójico–se siente más estresadas o menos dormidas. Esa gente no debe tomarla otra vez. También si ha tomado valeriana por un largo tiempo, no debe dejar de tomarla de golpe para evitar síntomas de retraimiento.

COMO TOMARLA

Debe tomar una taza de té de valeriana media hora o una hora antes de acostarse cada día. Hay que tomarla diariamente por un par de semanas por lo menos para tener el efecto. En casos de insomnio o ansiedad, debe seguir con el tratamiento seis semanas y después dejar de tomarla gradualmente para ver si se ha resuelto la enfermedad. Se hace el té con 2-3 dedos de la raíz en una taza de agua.

XAQIXAQ — AJENJO

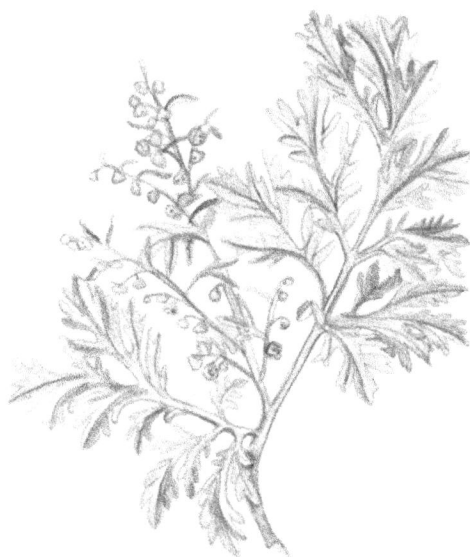

Artemisia absinthium

OJER KAN XTIK RI xaqixaq pa ronojel ruwachulew chuqa' wakamin ch'anin xtawïl pa xäb' achike tinamït. Junjun b'ey nawak'axaj jun iztel rutzijol pa ruwi' ri xaqixaq roma ojer xb'an jun yalan itzel tza'm rik'in. Po jantape' k'o rutzil achi'el jun aq'om q'ayïs. Jun ti ko'öl che' rub'anikil jub'a' ma jun metro raqän. Pa ruwi' rojonel ri q'ayïs k'o jun rismal achi'el saqapwaq rub'onil. Rukotz'i'j ko'öl pa ti molaj, qän rub'onil. Ri räx raqän chuqa' ri ruxaq e aq'om, yalan köw ruxla' chuqa' k'äy ruki'il. K'o jun ruq'anal chupam tuyona rub'i' chuqa' jujun taq k'äy achi'el ri absintina.

ACHIKE RUKUSAXIK

Ojer kan xkusäx pa ronojel tinamït roma ch'anin nrelesaj ri kumätz o jujun chik chikopil (achi'el ri amebas). Xtojtob'ëx chi ch'anin nrelesaj ri kumätz chuqa' ri

chikopil roma ri tuyona, jun itzel aq'om chi ntikïr nukamisaj re chikopil re'. Chuqa'
e k'o tojtob'enïk nkib'ij chi ri xaqixaq yalan ruchuq'a' chwäch ri amoebas, ri oköx,
ri ük', chuqa' ri ib'ochikopi'. Chuqa' ojer xkusäx wi man chöj ta ri ik'.

K'o samaj nub'ij chi ri xaqixaq nuqasaj ri k'atän wi k'o raxtew. Chuqa' ntikïr
nukowirisaj ri sase' chuqa' ri rupeqës ri sase'. K'a ri wi sipojnäq rupeqës o wi k'o
ab'äj chupam k'o rutzil ri xaqixaq. Chuqa' achi'el ronojel ri taq q'ayïs yalan k'äy,
nuk'äm pe ri ruya'al ri pamaj.

K'AYEWAL

Kan qitzij ri xaqixaq jun aq'om yalan ruchuq'a', jub'a' itzel roma k'o tuyona
chupam ri ruya'al; ri tuyona jun yalan itzel aq'om. K'a ri stape' e k'o taq samaj
nkib'ij chi wi nkusäx xaxe jub'a' majun k'ayewal ta k'o chi nachajij awi'. Wi janila
natïj o wi natïj q'ij q'ij ri tuyona ntikïr nuk'äm pe ri itzel pamaj, ruq'axomal wi'aj,
chuqa' ri tzaqo'n na'oj. Ri winaqi' kichajin ri tzaqo'n na'oj man yetikïr ta nkitïj
ri xaqixaq. Chuqa' ri ixoqi' koyob'en man yetikïr ta roma tikirel ri tzaqo'n ne'y.
Chuqa' wi k'o jun winäq ruchajin ri rusipojik o ruch'a'k ri pamaj, man ntikïr ta
roma ri xaqixaq xtutz'ük ri ruya'al ri pamaj.

ACHIKE RUB'EYAL RUQUMIK

Rik'in relesanik kumätz k'o chi naqüm ri ruya'al ri xaqixaq ka'i' o oxi' b'ey
pa jun q'ij rik'in wo'o' k'a wuqu' q'ij. Nab'än re ruya'al re' rik'in jun gramo ri
raqän o ruxaq chupam jun xara (jun gramo achi'el oxi' o kaji' ti raqän). Ri ak'wala'
man yetikïr ta nkitïj roma ri xaqixaq yalan ruchuq'a' chuqa' yalan k'äy; xaxe yetikïr
nkitïj ri chawon winaqi'. Wi k'o ya' chi ri pamaj majun ntane' ta, yatikïr natojtob'ej
ri xaqixaq, junam ruqumik achi'el rik'in ri kumätz.

Roma ntikïr nuchojmirisaj ri ik', wi jantape' k'a runaj npe ri ik', yatikïr nato-
jtob'ej. K'o chi yatikïr naqüm ka'i' xara ri ruya'al (junam nab'än achi'el rik'in ri
kumätz) q'ij q'ij jun wuq'ij chwäch xtpe ri ik'. Po wi man awetaman ta wi awoyob'en
man yatikïr ta, roma ri xaqixaq ntikïr nub'än jun tzaqo'n ne'y. Chuqa' yatikïr nakusaj
junam rik'in rab'äj o rusipojik rupeqës ri sase'. Po k'o chi nanataj chi roma yalan
ruchuq'a' ri xaqixaq, xaxe yatikïr natïj jujun q'ij, man jumül ta.

Pa k'isib'äl, wi k'o oköx o ük' chupam ri atz'umal yatikïr nach'äj rik'in ri
xaqixaq. K'o chi naroqowisaj jun b'oraj ri xaqixaq chupam jun litro ri ya' jujun
wo'o' o lajuj ch'uti ramaj. K'a ri yatikïr nakusaj pa ruwi' akuchi' e k'o wi. Chuqa'
achi'el jun chajinel chwäch ri xane' o amolo' junam yatikïr nakusaj o chöj namäl
räx pa ruwi' ri atz'umal.

AJENJO HA SIDO CULTIVADO y usado por siglos en muchas culturas del mundo. Tiene mala fama por ser abusado en formas adictivas y alcohólicas, como la absinta. Sin embargo también ha tenido sus usos medicinales legítimos. El ajenjo es un pequeño arbusto que puede llegar a tener altura de 1 metro. Es cubierto por un vello muy fino que le da una apariencia blanca-gris o plateada. Sus flores son amarillas y están en grupos pequeños. Las partes medicinales son los tallos y hojitas tiernas, los cuales tienen un olor acre y un sabor muy amargo. El compuesto activo es su aceite, que tiene una cantidad alta de tuyona y principios amargos como absintina.

USOS

Históricamente el uso principal del ajenjo ha sido quitar lombrices o parásitos. Uno puede encontrar esta aplicación del ajenjo en casi todas las culturas antiguas del mundo. La actividad del ajenjo contra las lombrices o parasitos probablemente viene de la concentración muy alta de tuyona u otros aceites similares los cuales son muy tóxicos. Varios estudios científicos han verificado su eficacia contra amebas y también que tiene propiedades anti-hongos, antimicrobiales, anti-acáridos, y repelentes. Otro uso histórico es como emenagogo o sea para normalizar la regla.

Otros estudios han mostrado que el ajenjo tiene efectos antipiréticos muy fuertes. Otros sugieren que la toma de la planta tiene un efecto muy saludable en cuanto al estimular la vesícula, tracto biliar, e hígado así que podría ser útil en el tratamiento de inflamación y piedras biliares. También, como todas las plantas amargas, el ajenjo provoca las secreciones ácidas y digestivas del estómago.

EFECTOS SECUNDARIOS

El ajenjo es una medicina tóxica debido a su compuesto tuyona. Aunque hay muchos estudios que dicen que la toma de ajenjo en cantidades pequeños y por poco tiempo no produce efectos tóxicos, en cantidades altas tuyona puede provocar náusea, vómitos, dolores de la cabeza, y hasta trastornos epilépticos. Las personas epilépticas no deben tomar esta medicina. Tampoco pueden tomarla mujeres embarazadas, porque puede provocar un aborto. Finalmente, como provoca secreciones gástricas, los que padecen de úlceras pépticas o gastritis no la deben tomar.

COMO TOMARLA

Para sacar lombrices recomendamos un té de ajenjo tomado 2 o 3 veces diarias por 5-7 días. Debe tomar 1 gramo de los tallos y hojitas tiernas (o sea 3-4 ramitas pequeñas) en cada vaso. Los niños no deben tomar ajenjo por lo tóxico que es y también porque es muy amargo. Es únicamente una medicina para adultos. En caso de una diarrea crónica que puede ser causada por parásitos, se puede probar la misma dosis recomendada para lombrices.

Como emenagogo, o sea si se atrasa mucho la regla, se puede probarlo también. Uno debe empezar a tomar 2 tazas de té (preparado como para lombrices) diarias la semana antes de la en que se espera la regla. Pero es muy importante estar segura que no esté embarazada, porque el ajenjo puede provocar un aborto. Una dosis similar puede ser usada en ataques biliares. Sin embargo, en estos dos casos es importante recordar que el ajenjo es una medicina tóxica, y no debe ser tomada por largo plazo.

Finalmente, para infecciones del cabello o la piel, como hongos, acáridos, o piojos se pueden probar unos lienzos dos veces al día hechos de un manojo de ajenjo hervido por 5-10 minutos en un litro de agua. Como repelente se puede aplicar lo mismo o también se puede frotar la planta cruda sobre la piel.

YANTEN — LLANTÉN

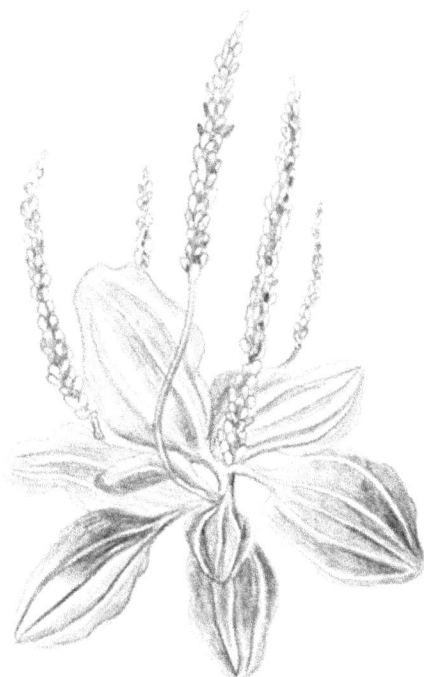

Plantago major

OJER KAN MAN XK'OJE' ta ri yanten wawe' pa Iximulew, petenäq aj näj roma xkik'äm pe wawe' ri kaxlani'. Po wakamin yatikïr nawïl pa ronojel taq tinamït, chuqa' yalan k'atzinel. Janila nkikusaj achi'el aq'om ri aj México. Yalan q'aläj rub'anikil. Nïm ruxaq, jub'a' ma setesïk rub'anikil. Ri taq rib'och'il ri ruxaq e yalan cholan. Ri rukotz'i'j yalan ko'öl, nkimöl ki' pa ruwi' ri q'ös chupam jujun nïm taq raqän, yalan q'aläj rub'anikil re raqän re'. K'a ri ri taq kotz'i'j nkipo' ki' ija'tz, riri' aq'om roma k'o chupam rub'uyujil ri q'ayïs. Chuqa' aq'om ri ruxaq, k'o rutzil chwäch ri sokotajik, ri sipojïk chuqa' ri itzel chikopil.

81

ACHIKE RUKUSAXIK

Ojer kan xkusäx ri yanten rik'in k'ïy yab'il, achi'el ri ojöb', ri ruq'axomal ri pamaj o ri chikopil chi ri pamaj, raxtew, ri ritzelal ri ch'akulaj, ri ruq'axomal ri tun, chuqa' xäb' achike sipojïk.

Ke la' pa Europa, nkusäx rik'in ri itzel pamaj o wi k'o jun ch'a'k chupam ri pamaj. Qitzij k'o rutzil ke ri, po k'o juley chik q'ayïs janila ruchuq'a' chuqa'. Kan ke ri, stape' nkusäx janila pa México rik'in ri ya' o ri chikopil chi ri pamaj, k'o jujun aq'om q'ayïs k'o ruchuq'a' chwäch ri yanten, k'a ri k'in jub'a' nab'ey k'o chi nacha' juley chik rik'in re yab'il re'.

Ri yanten nk'atzin roma k'o rutzil chwäch ri taq ch'a'k, sokotajik, chuqa' sipojïk chi ri tz'umal. Ja la ri rukusaxik janila q'aläj ojer kan, chuqa' wakamin k'o samaj nub'ij chi kan qitzij nukamisaj ri taq chikopil chuqa' nk'achojsaj ri sokotajïk o ri ch'a'k. Röj xqatz'ët chi janila k'o rutzil wi k'o jun ch'a'k k'ïy rik' po majun nk'achoj ta. Rik'in re jun yab'il re', k'o chi nakusaj q'ij q'ij ri yanten.

Pa k'isib'äl k'o jun chik rutzil ri yanten chwäch ri jun k'ayewal chi ntz'ape' ri pamaj, chi nkowïr ri kis. Rik'in ri jun yab'il re', k'o chi nakusaj ri taq rija'tz, roma ri aq'om, rub'uyujil, nk'oje' ke la'. Rere' ri janila rukusaxik wakamin pa jotöl chuqa' ke la' pa Europa.

K'AYEWAL

Ri yanten jun aq'om q'ayïs yalan ütz. Wi nakusaj ri ruya'al pa ruwi' ri atz'umal o wi natïj ri ija'tz roma ntz'ape' apam, majun xtana' ta ritzelal.

ACHIKE RUB'EYAL RUQUMIK

Rik'in rutz'apatajik ri pamaj, k'o chi nab'än ri ruya'al ri rija'tz. Taya' jun ti pak'a'ch ri ija'tz chupam jun xara ri ya', k'a ri naroqowisaj wo'o ch'uti ramaj. Yatikïr naqüm la ruya'al la' oxi' o kaji' b'ey pa jun q'ij q'ij q'ij. Wi achajin jun ch'a'k o sokotajik, k'o chi nach'äj q'ij q'ij rik'in ri ruya'al. Rik'in ri yab'il re', nqaroqowisaj oxi' o kaji' taq q'ayïs (ronojel ri q'ayïs, xaxe nab'ey nqupïx ri ruxe') chupam jun nik'aj litro ri ya'.

EL LLANTÉN ES UNA planta no indígena a las Américas, habiendo sido importada por los españoles cuando vinieron. Sin embargo, ahora se encuentra de todos lados y es una planta medicinal muy importante, particularmente en México. Su forma es muy distintiva. Las hojas son grandes y ovales con venas paralelas. Sus flores son muy pequeñas y no muy interesantes, pero se agrupan en largos ramos que son su característica más distintiva. Las flores se convierten en pequeñas semillas que son medicinales por su alta concentración de mucílagos. Las hojas también son medicinales con propiedades cicatrizantes, antimicrobiales y anti-inflamatorias.

USOS

Históricamente, el llantén ha sido usado para aliviar muchos síntomas, como para aliviar toses y gripes, dolores del estómago y parásitos, malaria, cáncer, hemorroides, e inflamaciones de toda clase.

En partes del Europa, se usa mucho para tratar úlceras del estómago e inflamaciones. Este efecto ha sido comprobado, pero no es muy fuerte así que el mismo estudio dice que hay otros plantas mejores. En México se usa mucho para aliviar diarrea y quitar amebas y otros bichos. También aquí, como hay otras plantas más fuertes, probablemente no es una de las plantas más importantes para estas enfermedades.

Donde bien tiene efectos muy importantes es en el tratamiento de llagas, úlceras, e infecciones de la piel. Esto es su uso tradicional más importante, y sus propiedades cicatrizantes y antimicrobiales han sido comprobadas en muchos estudios. En nuestra propia experiencia, tiene mucha eficacia en el tratamiento de llagas crónicas, al aplicarse un lienzo o haciendo una lavada diaria.

Finalmente, otro uso muy importante del llantén es en el tratamiento de estreñimiento. En este caso, es la toma de las semillas que es requerido, porque tiene mucílago abundante que puede suavizar las heces. Actualmente este es el uso más común de la planta en los Estados Unidos y Europa.

EFECTOS SECUNDARIOS

No hay evidencia que el llantén provoque efectos secundarios. Es una planta muy suave, y no hay ningún peligro con la toma moderada de sus semillas en el tratamiento de estreñimiento o su aplicación a la piel.

COMO TOMARLA

En casos de estreñimiento, recomendamos la toma diaria de un té hecho solo de las semillas, echando una cucharada de las semillas a una taza de agua e hirviéndolas 5 minutos. Se toma este té 3-4 veces al día. En casos de llagas o heridas infectadas de la piel, recomendamos un lienzo o lavada una vez al día. Preparamos el lienzo hirviendo tres o cuatro plantas enteras (solo quitando las raíces) en un medio litro de agua.

II

Taq Yab'il — Enfermedades

B'IS CHUQA' MAYOJ —
DEPRESIÓN Y ANSIEDAD

R E KA'I' YAB'IL RE', ri b'is chuqa' ri mayoj, man e junam ta po jantape' nb'ix chi ri ka'i' e yab'il richin ri tzatzq'or o ri ib'och'. K'o b'ey ri b'is janila k'o ruchuq'a', k'o b'ey man kan ta. Rik'in re yab'il re' jujun b'ey ri yawa' man ntikïr ta nwär po chuqa' k'o b'ey janila kosinäq. K'o b'ey man nrajo' ta nwa', o nuna' janila ri ralal ri b'is. K'o b'ey man nrajo' ta ntzijon rik'in ri rach'alal o rachib'il o man nrajo' ta nsamäj. Jujun b'ey janila nunojij pa ruwi' ri kamïk o nrajo' nkäm. Rik'in ri ruka'n yab'il, ri mayoj, jujun b'ey ri yawa' nuna' achi'el rik'in ri b'is, po chuqa' jantape' nmayon. O k'in jub'a' man nrajo' ta nel pe pa b'ey roma nuxib'ij ri'; xaxe nrajo' nkanäj chi rochoch. K'o b'ey k'a te' nuchäp jun nïm xib'ri'il, k'a ri nuna' chi xtkäm, nsilon ruk'u'x, ntzoqpin, nsurin ruwi', chuqa' nmoyïr ruwäch.

RUCHOJMIRISAXIK

Rik'in ri b'is o ri mayoj, yalan k'atzinel nelesäx ronojel ri q'utu'n nuya' mayoj o nrelesaj waran. Ri taq q'utu'n ri' achi'el ri kape, ri kaxlan ya', ri tza'm, chuqa' ri kaxlan kab'. Yalan k'atzinel chi ri yawa' ütz nwär, jantape' waqi' ramaj ronojel ri taq aq'a'. E k'o winaqi' nkib'ij chi nub'än silonïk nrelesaj jub'a' ri ritzelal ri yab'il. Roma ri' stape' majun nrajo' ta' ri yawa', k'o chi nel pe pa b'ey, k'in jub'a' nb'iyin jun nik'aj ramaj q'ij q'ij. Ri silonïk re' xtuya' chire jub'a' ruchuq'a'. Chuqa' k'o b'ey nkowïr ri yab'il roma nrajo' jun vitamina B. Roma ri' k'atzinel nutojtob'ej ri vitamina ri yawa' q'ij q'ij pa jun ik'. Re vitamina re' k'atzinel chwäch ronojel ri yawa'i' po kan qitzij janila k'atzinel chwäch ri e rij. Chuqa' k'o chi nutïj ri taq ichaj, roma k'o ri vitamina B chupam.

E k'ïy ri taq aq'om q'ayïs nkichojmirisaj ri b'is o ri mayoj. Ri janila k'atzinel ri eya' roma xtojtob'ëx chi ntikïr nrelesaj ri b'is. Ri eya' nkusäx pa ronojel ruwachulew roma janila k'o ruchuq'a' chwäch ri b'is. K'o chi nutïj oxi' o kaji' b'ey pa jun q'ij, q'ij q'ij. Po man nsamäj ta ch'anin; k'o chi nutïj jujun ik'. Chuqa' k'o tojtob'enïk nub'ij chi ri valeriana k'o rutzil chwäch ri ka'i' yab'il. Wi ri yawa' man ntikïr ta nwär, jantape' k'o rutzil ri valeriana, roma nuya' ruwaran. Chuqa' man nsamäj ta ch'anin, k'o chi nutojtob'ej jun ik' o k'in jub'a' jun rik'in nik'aj. K'o juley chik aq'om q'ayïs chuqa' nkiya' waran o nkelesaj ri mayoj, achi'el ri culantro o ri kotz'i'j aq'om.

K'AYEWAL

K'o b'ey ri b'is nkowïr janila, majun nk'achoj ta rik'in ri aq'om q'ayïs, k'a ri ri yawa' k'o chi ntzijon rik'in jun aq'omanel. Chuqa' jun k'ayewal rik'in ri b'is, k'o b'ey ri yawa' nrajo' nkäm o nrajo' nukamisaj ri'. Wi k'o jun awach'alal o awachib'il janila k'o rub'is k'o chi nachajij, nak'utuj chire pa ruwi' ri runa'oj achi'el wi nrajo' nkäm. Wi nrajo' nukamisaj ri', k'o chi nak'waj pa aq'omab'äl jay, roma lala' yalan itzel. Rik'in ri mayoj, achi'el k'o b'ey nuchöp ri yawa' ri xib'ri'il, chuqa' k'o chi nuchajij ri' roma k'o juley chïk yab'il, achi'el ri rukamik ri k'uxaj, jub'a' ma junam rub'anon. Roma ri, wi achajin ri rujotolem rukab'il o ruchuq'a' ri kik', o wi k'o chupam awach'alal jun winäq ruchajin o xkäm roma rukamik ruk'u'x, k'o chi yab'e ch'anin pa aq'omab'äl jay taq nana' ri tzoqpinïk, ri xib'ri'il, chuqa' rumulunik o ruq'axomal ri k'u'x.

Estas dos enfermedades, depresión y ansiedad, no son la misma pero muchas veces son designadas como problemas 'de los nervios.' La depresión puede ser una enfermedad profunda o ligera, dependiendo de la cantidad de los síntomas. Algunos de los síntomas de la depresión incluyen problemas con el sueño, cansancio, falta de apetito, tristeza, falta de interés en la familia, el trabajo, y los amigos, y pensamientos acerca la muerte. La ansiedad puede tener algunos de estos síntomas, pero hay también una sensación de preocupación. Muchas veces la persona enferma tiene miedo de interactuar o salir de la casa. Algunas padecen de ataques de ansiedad. En un ataque, una persona puede sentirse como si estuviera muriendo–con sudores, palpitaciones del corazón, mareos, y vista borrosa.

TRATAMIENTO

En casos de depresión y ansiedad es muy importante eliminar las substancias estimulantes y las que interrumpen el sueño. Estas incluyen el café, aguas gaseosas, cualquier tipo de alcohol y el azúcar refinado. Es importante dormir suficiente, lo cual es por lo menos 6 horas cada noche. Muchos dicen que hacer ejercicio puede aliviar los síntomas también–hay veces que las personas padeciendo de estas enfermedades no tienen energía o no quieren salir, pero incluso solo un paseo pequeño de una media hora cada día puede dar energía y aliviar algunos de los peores síntomas. Algunas veces, particularmente en las personas de edad, la depresión o la ansiedad puede ser provocada por una falta de vitaminas, particularmente el complejo B. Estas personas deben comer muchas verduras crudas, las cuales tienen mucha vitamina B, y probablemente comprar y tomar una vitamina del complejo B cada día por lo menos un mes.

Hay muchas plantas medicinales que pueden ayudar con estas enfermedades. La planta más importante, particularmente en la depresión, es el pericón. Esta planta es uno de los medicamentos anti-depresivos más potentes en el mundo, y debe tomarla 3-4 veces al día. Hay que tener un poco de paciencia, porque no funciona inmediatamente. Hay otros estudios que dicen que la valeriana es muy útil también, particularmente en casos de depresión o ansiedad en los que hay disturbio del sueño. Se puede tomar cada noche por 1 mes o 6 semanas, porque así como el pericón, no funciona inmediatamente. Otras plantas que tienen utilidad en el alivio del insomnio y ansiedad incluyen culantro y manzanilla.

PRECAUCCIONES

Algunas veces la depresión puede ser una enfermedad muy fuerte, que no responde al tratamiento con medicina natural. En estos casos, hay otros remedios que puede ofrecer un médico. El peligro más grande en casos de depresión es que se suicide la persona. Si tiene un familiar bien deprimido, tiene que tomar mucho cuidado, preguntándole sobre sus pensamientos y si tiene en mente la posibilidad del suicidio. El querer suicidarse es una emergencia médica. En cuanto a los ataques de ansiedad, hay otras enfermedades más graves, como un ataque del corazón, que puede tener los mismos síntomas. Si tiene diabetes o alta presión, o una historia familiar de estas enfermedades o ataques del corazón, hay que irse al hospital si tiene síntomas como mucho sudor, náusea, miedo, y dolor del pecho.

ITZEL CHULUJ — MAL DE ORINA

E K'O KA'I' RUWÄCH ri itzel chuluj. Ri jun petenäq roma ri chikopil chupam ruyakb'al chuluj. Roma ri' nq'axon o nk'aqät taq nchulun. Chuqa' ri yawa' k'o chi pa ruxik'in jay jumül. Ntikïr chupam jujun q'ij, chuqa' jub'a' ma jantape' nk'achoj ruyon stape' jujun b'ey nk'atzin jun o ka'i' ik'. Ri ruka'n itzel chuluj jun wi. La jun yab'il k'ïy rik' o k'in jub'a' rujuna'. Rik'in la yab'il la' majun k'o ta ri chikopil, xaxe jun nïm rusipojik ruyakb'al chuluj. Po jub'a' ma junam rub'anon, xaxe chuqa' jantape' nq'axon ri pamaj pa xulan chuqa' jujun b'ey man ntane' ta ri raqän chuluj. Jantape' janila kichajin ri itzel chuluj ri ixoqi' chwäch ri achi'a'.

RUCHOJMIRISAXIK

Rik'in ri ka'i' ruwäch itzel chuluj, ri janila k'atzinel k'o chi nuqüm ri ya' ri yawa'. Wi k'o chikopil, ri ya' nrelesaj el. Wi k'o sipojïk, chuqa' k'o chi nuqüm ri ya' roma wi janila k'o ruchuq'a' ri chuluj xtusök ri ruyakb'al chuluj. Nuch'äj ri ruyakb'al chuluj ri ya' chuqa' nub'än chi nxule' ri sipojïk. Xäb' achike itzel chuluj, nk'atzin ka'i' litros (o k'in jub'a' oxi') ri ya' pa jun q'ij.

Chuqa' k'o chi nrelesaj rojonel ri q'utu'n itzel chwäch ri ruyakb'al chuluj. La jalajoj chi kiwäch ri taq yawa'i' po nb'ix chi ri yalan e itzel ri kape, ri tza'm, ri kaxlan ya', ri kaxlan kab', chuqa' ri kaxlan ixim. Junam k'o chi nutïj ri utziläj q'utu'n. Ri yalan e ütz ri anx chuqa' ri xnakät roma nkikamisaj ri chikopil. Achi'el ri anx, k'o chi nutïj ka'i' eyaj q'ij q'ij. Chuqa' k'o chi nutïj ri q'utu'n k'o vitamina C chupam– achi'el ronojel ri q'utu'n yalan ch'äm achi'el limonix o xna'j. Rik'in jun itzel chuluj nk'achoj po ke ri ntzolin pe jun b'ey chik, yalan ütz chuqa' nutïj q'ij q'ij waqi' onzas ri yogur.

K'o jun chik aq'om q'ayïs yalan utziläj rik'in ruchojmirisaxik ri itzel chuluj aran-dano rub'i' (ri rach'alal *Vaccinium*). K'ayew nril wawe' pa Iximulew roma xaxe nk'ïy pa jotöl. Po nkik'ayij jujun aq'omanela' achi'el jun poqolaj chupam capsulas. Wi yatikïr nawïl k'o chi natïj ka'i' capsulas pa jun q'ij.

Pa ruwi' ri ruka'n ruwäch itzel chuluj man nk'achoj ta chuqa' sipojnäq ruyakb'al chuluj, k'o b'ey ri nïm k'ayewal chi man ntane' ta ri raqän chuluj. Ri yawa'i' kichajin re ruka'n ruwäch re' k'o chi nkib'än ronojel ri taq aq'omab'äl aq'anij po

chuqa' k'o jun chik kisamaj. Nab'ey k'o chi janila yeb'e pa ruxik'in jay. Stape'
man nkina' ta chi k'atzinel, k'o chi yechulun jumül pa ka'i' o oxi' ramaj ke ri man
xkech'eqe' ta. Ruka'n, k'o chi nkib'än silonïk roma nrajo' ruchuq'a' ruyakb'al
chuluj. Ri silonïk ri' ke re rub'anon: xaxe k'o chi nkiya' kichuqa' chupam akuchi'
nel wi ri chuluj jun ch'uti ramaj, k'a ri ye'uxlan, k'a ri nkib'än lajuj kamulunik oxi'
o kaji' b'ey pa jun q'ij. Rik'in re silonïk re' nk'atzin jun o ka'i' ik' chwäch xtuna'
rutzil. K'o chi nqab'ij jun b'ey chik chuqa' chi rik'in re yab'il re' janila nk'atzin ri
ya'; stape' k'o ri k'ayewal majun nrajo' ta ntane' ri chuluj, xtupo' ri' yalan itzel wi
majun nuqüm ta ri ya'.

K'AYEWAL

K'o b'ey yalan k'ayew ri itzel chuluj y nk'atzin jun kaxlan aq'om. Wi janila
nq'axon chuqa' majun nana' ta rutzil re aq'omab'äl re' k'o chi yatzijon rik'in
jun aq'omanel. Chuqa' wi janila nana' ri k'atän o raxtew o wi nq'axon awij k'o
chi yab'e pa aq'omab'äl jay roma ja la ri retal chi xkowïr yan ri yab'il. K'o chi
janila nkichajij ki' ri ixoqi' koyob'en, roma ri chikopil chupam ri chuluj jujun b'ey
nkik'äm pe jun tzaqo'n ne'y.

EL MAL DE ORINA tiene dos variaciones. Uno proviene de una infección bacterial de la vejiga y se caracteriza por dolores o ardor al orinar y una cierta frecuencia o urgencia de orinar. Empieza de repente o durante un par de días, y la mayoría de casos se resuelve sin tratamiento, aunque duran hasta un par de meses en algunos casos. La otra clase de mal de orina es una inflamación o irritación crónica de la vejiga, muchas veces sin la presencia de infección. Sin embargo, los síntomas son similares, aunque la presencia de incontinencia puede ser más común tanto como un dolor pélvico constante. Siempre las mujeres padecen más del mal de orina que los hombres.

TRATAMIENTO

En los dos casos, el tratamiento más importante es siempre tomar grandes cantidades de agua. En el caso de una infección, el agua limpia la vejiga y elimina las bacterias. En el caso de inflamación crónica, como la orina muy concentrada es irritante a la vejiga, tener orina diluida hace que desinflame la vejiga. En los dos casos, uno debe tomar por lo menos 2 litros de agua cada día.

Uno debe eliminar también comidas conocidas como irritantes de la vejiga. Lo que es irritante depende de la persona, pero muchos pacientes han dicho que las comidas peores son: el café, el alcohol, las aguas gaseosas, el azúcar purificada y la harina de trigo. A la vez, uno debe agregar algunas comidas. Cebolla y ajo tienen propiedades antimicrobiales y deben ser tomadas en cantidades elevadas, como en el caso de ajo por lo menos 2 dientes cada día. También se debe comer comidas con cantidades altas de vitamina C, como los alimentos cítricos como limones y naranjas. En el caso de infecciones frecuentes y recurrentes o inflamación crónica, también tomar yogur puede ser muy saludable en cantidades de por lo menos 6 onzas diarias.

Hay otra planta medicinal que es muy útil en el tratamiento de mal de orina que se llama arándano (*Vaccinium* esp.). Esta no se encuentra fácilmente en Guatemala porque viene de tierras frías. Sin embargo muchas naturistas la venden de importación en forma encapsulada. En esta forma, uno debe tomar 2 cápsulas diarias.

En el caso de inflamación crónica de la vejiga, muchas veces estos pacientes padecen también de cierta incontinencia urinaria. Deben cumplir con todas las recomendaciones mencionadas aquí, pero también deben hacer entrenamiento de la vejiga, que es decir: (1) tener horario de ir al baño (como cada dos horas) aunque no se sienten la necesidad para prevenir orinarse y (2) hacer ejercicios regulares para fortalecer los músculos de la vejiga. Uno puede hacer estos ejercicios fácilmente en cualquier lugar. Simplemente, hay que jalar hacia adentro, como tratando de parar la orina, y mantenerlo así durante unos segundos. Debe hacer esto 10 veces, 3 o 4 veces cada día. Requiere tiempo así que se siente alguna diferencia después de un mes o quizás más. Hay que tener paciencia. También como siempre parte de la solución para el mal de orina es tomar agua; aunque hay incontinencia, al dejar de tomar mucha agua siempre va a empeorar.

PRECAUCIONES

En pocos casos, las infecciones urinarias pueden ser muy graves y requieren antibióticos. Si uno tiene mucho dolor no aliviado por los remedios aquí escritos, o si tiene mucha calentura, fríos, o dolores de la espalda debe consultarse con un médico. También, las mujeres embarazadas deben tener más cuidado, porque una infección urinaria no curada puede provocar un parto prematuro.

ITZEL PAMAJ —
REFLUJO GÁSTRICO, GASTRITIS, Y ÚLCERAS

K AN QITZIJ E K'O jujun taq yab'il junam kib'i' itzel pamaj, po man e junam ta kib'anon. Ri jun ruwäch ri yab'il njaqe' ri ruchi' ri pamaj, k'a ri nel pe ruk'ayil chuqa' njote' k'a ri chi'aj. Roma ri, nq'axon, nk'aqät, o nporöx ri pamaj o ri k'uxaj. Janila xtya'on pe ri q'axomäl taq ri yawa' nwa' o nkotz'e'; jujun b'ey chuqa' nuna' jun itzel ya' chi ruchi' o jumül k'o rojöb'. K'o jun chik ruwäch ri yab'il yalan k'atzinel nawetamaj, lala' jun rusipojik ri pamaj. Man kan ta k'o ri itzel ya' chi ri chi'aj po janila nq'axon ri pamaj. Wi man nk'achoj ta, ri sipojïk xtitikïr xtupo' ri' jun ch'a'k chupam ri pamaj.

RUCHOJMIRISAXIK

E k'ïy ri aq'omab'äl yalan e k'atzinel chwäch ri jun ruwäch achi'el nel pe ri ruk'ayil ri pamaj. Nab'ey k'o chi man natïj ta ronojel ri taq q'utu'n nuya' ruk'ayil ri pamaj o nub'än chi nel pe ri ruya'al ri pamaj. La q'utu'n la' achi'el ri taq ruwäch che' yalan e ch'äm, ri kape, ri q'utül, ri tza'm, chuqa' ri q'än. Chuqa' taq yanüm k'o chi yawa' xaxe jub'a' roma wi janila ninoj apam, janila xtel ri ruya'al. Man yatikïr ta yakotz'e' ch'anin chi rij ri wa'im roma chuqa' ch'anin xtel pe ri ruya'al ri pamaj. Wi nya'on pe ri q'axomäl xaxe pa aq'a', yatikïr najotob'a' ri awi' rikin jun nïm ch'akät, k'a ri yawär; ke ri man ntikïr ta nel janila ri ruya'al. Wi yasik'an, k'o chi yatane', roma rusip'il ri sik' jantape' nusök ri pamaj. Wi at ti'oj k'o chi naqasaj ri awalal.

Wi k'o ch'a'k o sipojïk chi ri pamaj, janila xtya'on pe ri q'axomäl. Po e junam ri taq raq'omab'al. Chuqa' wi natïj jun aq'om nuporoj ri pamaj, achi'el ri aspirina, ri diclofenaco, o ri ibuprofena, k'o chi yatane'. Ri acetaminofina man nuporoj ta ri pamaj achi'el ri juley chik.

E k'ïy ri aq'om q'ayïs yetikïr nkichojmirisaj re yab'il re'. Ojer kan xekusäx ri yanten, ri kotz'i'j aq'om, ri eya', ri albakax, ri eneldo, chuqa' ri sik'ij. Röj janila nqakusaj ri sik'ij, ri kotz'i'j aq'om, chuqa' ri eya' junam wi nel pe ri ruya'al ri pamaj o wi k'o rusipojik. K'o chi natzäk ri oxi' qayïs junam (xaxe jun raqän ri oxi') chupam jun xara ri ya', k'a ri naqüm chi rij ronojel ri taq wa'im. Wi achajin ruq'axomal b'aq, k'a ri k'o chi natïj jumül jun itzel aq'om achi'el ri aspirina, yatikïr nachajij ri apam wi natïj jun xara ri ruya'al ri kotz'i'j aq'om chi rij ronojel ri wa'im.

K'AYEWAL

Achi'el xb'ix yan ri winaqi' janila nkitïj ri ibuprofena o aspirina k'o chi nkichajij ki', roma la aq'om la' ntikïr nusök ri pamaj, k'a ri xtok jun ch'a'k o jun nïm sipojïk. K'o rutzil ri kotz'i'j aq'om chwäch re jun k'ayewal re'. Chuqa' k'o jujun taq aq'om q'ayïs, achi'el ri kaxlan ixk'ij, ri xaqixaq, chuqa' ri b'oyx, yalan itzel chwäch re yab'il re' roma nuya' ruk'ayil ri pamaj o nuporoj ri pamaj.

Tikirel chi jun ch'a'k chupam ri pamaj xtupo' ri' yalan itzel. Wi natz'ët chi k'o xaq o käq chupam ri kis, lala' jun retal chi nel ri akik'el. Wi yaxa'a' k'a ri nel kik' junam ri k'ayewal. K'o chi yatzijon rik'in jun aq'omanel ch'anin roma wi janila nel ri akik'el yalan itzel jujun b'ey k'a ri kamïk. Wi nana' chi eqal ninimïr ri q'axomäl, nxupupin janila ri apam, majun yanüm ta, o wi nqa awalal, k'o chi yatzijon rik'in jun aq'omanel roma tikirel chi k'o jun nïm itzel chi ri apam.

EN EL HABLAR DIARIO de personas es muy común referir a todos los trastornos del estómago como 'gastritis'. Pero en realidad, hay varios malestares del estómago y no son completamente iguales. El más común se llama reflujo gástrico. En esta enfermedad, la boca del estómago no se cierra completamente y el ácido sale por arriba. Los síntomas son ardor o dolor en el pecho, especialmente después de comer o al acostarse, y algunas veces un sabor amargo en la boca o una tos crónica. La gastritis es una inflamación del linimiento del estómago, caracterizado más que todo por dolor o indigestión y, si sigue por mucho tiempo, puede convertirse en una úlcera o llaga, también caracterizado más que todo por dolor.

TRATAMIENTO

En el tratamiento del reflujo gástrico, una enfermedad sumamente común, hay muchas cosas que uno puede hacer. La primera cosa es evitar los tipos de comidas que irritan el estómago o provoca la salida del ácido, las cuales incluyen: frutas cítricas, café, chocolate, alcohol y aceites. También uno debe tomar comidas pequeñas, para evitar estresar demásiado al estómago. No debe acostarse después de comer, porque así sale más el ácido por la boca del estómago, y si le duele más por la noche puede probar dormirse con la cabeza elevada sobre un par de almohadas. Si fuma, hay que dejarlo completamente, porque este hábito es uno del los más dañinos al estómago. Bajar de peso también puede ayudar contra estos síntomas.

En casos de úlceras o inflamación crónica del estómago, caracterizadas más por dolor crónico, las mismás medidas pueden ser útiles. También, hay que dejar de tomar cualquier tipo de medicina que quema al estómago, las cuales más comunes son ibuprofena, diclofenaco, y aspirina. Acetaminofina no es tan dañina al estómago como las otras tres.

Hay muchas plantas útiles en el tratamiento de estas enfermedades. Históricamente, estas incluyen llantén, manzanilla, pericón, albahaca, eneldo, y apasote. De hecho, hemos tenido mucho éxito en el tratamiento del reflujo o gastritis usando una mezcla de apasote, manzanilla, y pericón–una ramita de cada una, hervidas juntas en una taza de agua, y tomada después de cada comida. Para proteger al estómago y prevenir el desarrollo de úlceras, como por ejemplo en casos de personas con artritis que toman muchas medicinas químicas para aliviar los dolores, usamos té de manzanilla después de cada comida.

PRECAUCCIONES

Como dice arriba, personas que toman muchas medicinas como ibuprofena o aspirina tienen que tener cuidado porque la gastritis y úlceras son efectos secundarios de estas medicinas. El té de manzanilla puede ser útil para prevenir esto. También, hay algunas plantas que pueden causar dolores en personas padeciendo de estas enfermedades, las cuales son plantas que provocan la formación del ácido, como hierbabuena o ajenjo, o plantas que queman el estómago, como el sauce.

Las úlceras en el estómago pueden ser muy graves. Si usted nota que sus heces son de color negro o contienen sangre, hay que consultar con un médico porque esto es señal del sangramiento. También si vomita sangre, es una emergencia y hay que hablar con un médico inmediatamente. Si se nota que está creciendo el dolor a traves de tiempo, o se tiene mucha embotación, falta de apetito, o si baja de peso, puede ser una cosa más grave, como un cáncer del estómago, y hay que consultar con un médico.

Majun waran — Insomnio

K'O JUN K'AYEWAL WI man nok ta waran o wi man ntikïr ta nwär jun winäq. Ri winäq ruchajin ri k'ayewal re' stape' nkotz'e' o nrajo' nwär majun xtok ta ruwaran. Roma ri' janila kosinäq pa q'ij. Jub'a' ma jantape' re k'ayewal re' npe roma jun k'ayewal chupam ruk'aslemal (ke ri nmayon janila). Chuqa' k'o b'ey npe roma k'o chi nsamäj o nb'eyaj janila. Ri ixoqi' chuqa' ri winaqi' e rij jumül janila kichajin re' yab'il re' chwäch ri juley chik winäq.

RUCHOJMIRISAXIK

K'ïy b'ey npe re yab'il re' roma k'o k'ayewal chupam ruk'aslemal jun winäq o roma janila nmayon. Roma ri' yalan k'atzinel nachojmirisaj ri k'ayewal o nawelesaj ri b'is. Wi janila yamayon, k'o chi nab'än silonïk roma ri silonïk (achi'el jun nik'aj ramaj ri biyinïk q'ij q'ij) ntikïr nrelesaj jub'a' ri mayoj chuqa' ri b'is. Chuqa' man yatikïr ta natïj ri kape, ri kaxlan ya', o ri tza'm roma nkikowirisaj ri k'ayewal rik'in ri waran. Ri eya' chuqa' ri kotz'i'j aq'om yetikïr nkelesaj jub'a' ri mayoj, k'a ri yatikïr natojtob'ej kiya'al jun ramaj chwäch nawajo' yakotz'e'.

Jun chik aq'omab'äl yalan k'atzinel, k'o chi natïjoj awi' achi'el yawär ütz jun b'ey chik. K'a ri k'o chi nab'än jujun rub'anoj ri warïk: Nab'ey man yatikïr ta yakotz'e' wi majun nana' ta awaran. Ruka'n, k'o chi yak'astäj pa ri junam ramaj ronojel nimaq'a' stape' man nawajo' ta, roma k'o chi nak'üt chire ri ach'akul chi k'o chi nwär ch'anin taq aq'a'. Rox, majun b'ey yatikïr yawär pa q'ij stape' nawajo'. Wi yawär pa q'ij jujik man xkawär ta chaq'a'. Rukaj, wi yakotz'e' po man yawär ta chupam jun nik'aj ramaj k'o chi yakatäj k'a xtok jun b'ey chik ri awaran. Ri yalan itzel wi yakanäj pa ch'at stape' majun awaran ta. Ro', man yatikïr ta natïj ri kape o ri tza'm. K'ïy b'ey wi nab'än ronojel re taq aq'omab'äl re' xtchojmirisäx ri k'ayewal chupam jun o ka'i' wuq'ij.

Ri aq'om q'ayïs yalan k'atzinel chwäch re k'ayewal re' ja la ri valeriana. K'o chi naqüm jun xara ri ruya'al ri valeriana ronojel aq'a' jun nik'aj ramaj o jun ramaj chwäch yakotz'e'. Po k'o chi nawetamaj chuqa' chi man nsamäj ta ch'anin, k'o chi naqüm aq'a' aq'a' jun ik' o jun ik' rik'in nik'aj. Xtana' rutzil ri valeriana chupam ka'i' o oxi' wuq'ij. Chuqa' k'o rutzil ri kotz'i'j aq'om, ri eya', chuqa' ri culantro chwäch ri k'ayewal wi k'o mayoj, roma yetikïr nkelesaj jub'a'.

K'AYEWAL

Achi'el ronojel yab'il wi janila achajin ri k'ayewal chi majun awaran ta, k'o chi yatzijon rik'in jun aq'omanel roma e k'o jujun chik nïm yab'il ri ketal chi majun k'o ta ri waran. K'a ri wi natojtob'ej ronojel ri aq'omab'äl wawe' po majun nana' ta rutzil, k'o chi yatzijon rik'in ri aq'omanel.

E L INSOMNIO ES UNA enfermedad donde una persona no puede dormirse o dormir bien. Las personas que padecen de esta enfermedad se acuestan, pero no entra el sueño aunque quieren dormirse. Entonces por causa de no poder dormir muchas veces se quejan de mucho sueño durante el día. Casi siempre es un problema provocado por estrés, problemas familiares, trabajo, viajes, u otras cambios en la vida. Las mujeres y las personas de edad siempre padecen más de esta enfermedad.

TRATAMIENTO

Porque muchas veces el problema es el resultado de demásiado estrés en la vida, una parte importante del tratamiento es tratar de aliviarlo. Hacer ejercicios, como una media hora de caminata cada día es muy importante en el alivio del estrés y preocupaciones. También tiene que evitar tomar café, aguas gaseosas, y alcohol porque pueden provocar ansiedad e interferir con el sueño. El pericón y la manzanilla tienen propiedades relajantes y pueden ayudar con el alivio de preocupaciones que interrumpen el sueño si se toman como un té una hora antes de acostarse.

El tratamiento más importante es reentrenar el cuerpo a como dormirse. Este entrenamiento tiene los pasos siguientes: Primero, no debe acostarse hasta tener sueño. Segundo, tiene que levantarse a la misma hora todas las mañanas (no importa si no ha dormido bien), porque tiene que enseñarle al cuerpo cuando tiene que dormir. Tercero, nunca debe dormir por el día, porque esto solo va a empeorar las cosas al acostarse por la noche. Cuarto, si no llega el sueño dentro de una media hora de acostarse hay que levantarse y hacer algo hasta tener sueño otra vez. La peor cosa es mantenerse en la cama sin tener sueño. Quinto, tiene que evitar café y alcohol como dice arriba. Muchas veces con estos pasos se normaliza el sueño en unas semanas.

La planta medicinal más importante en el tratamiento del insomnio es la valeriana. Debe tomar una taza de té de valeriana todas las noches una media hora o una hora antes de acostarse. Pero es importante recordar que la valeriana no funciona inmediatamente. Muchas veces no va a sentir los resultados por un par de semanas, y debe seguir tomándola cada noche por unas cuatro o seis semanas. La manzanilla, el pericón, y el culantro también pueden ser útiles en el tratamiento de esta enfermedad, sobre todo en casos de insomnio provocado por preocupaciones, porque tiene propiedades relajantes.

PRECAUCCIONES

Como cualquier problema, no es normal padecer de insomnio por mucho tiempo, y hay algunas otras enfermedades más graves que tienen insomnio como un síntoma. Por eso, si ha probado todos los remedios aquí mencionados y todavía no tiene alivio, debe consultarse con un médico.

Ojöb' — Catarro o resfrío

Rɪ OJÖB' JUN YAB'ɪL janila nk'oje' pa ronojel ruwachulew. Taq npe, nq'axon o nk'aqät ri qulaj, ntz'ape' ri tzamaj, nq'axon ri wi'aj o ri ch'akulaj; chuqa' jujun b'ey k'o k'atän, o janila njoron ri yawa'. K'o chi nuchajij ri yab'il jun o ka'i' wuq'ij k'a xtk'achoj. Chuqa' ch'anin nq'ax chire jun chik winäq ri yab'il; roma ri' k'ïy b'ey ronojel jun ach'alal'il o molaj nyawäj junam. K'o chi nawetamaj chi janila kichajin jumül re yab'il re' ri ak'wala', roma ri' e k'ïy ak'wala' kichajin ri yab'il wo'o' b'ey o k'in jub'a' pa ruwi' pa jun juna'. Po xaxe roma janila kichajin ri ojöb' man nb'ix ta chi k'o jun nïm k'ayewal. Chuqa' janila k'atzinel nawetamaj chi ri antibióticos jub'a' man jantape' majun k'o ta rutzil chwäch ri ojöb'. Kan qitzij man yatikïr ta natïj ri antibióticos taq achajin ri ojöb' chuqa' man naya' ta chike ri awak'wal, roma jumül k'o ritzelal ri antibióticos stape' man k'o ta rutzil wawe'.

Ruchojmirisaxik

Stape' majun k'o ta rutzil ri antibióticos chwäch ri ojöb' kan qitzij k'o juley chik aq'omab'äl yalan k'atzinel. Achi'el jantape', ri janila k'atzinel chi nachajij awi'; k'o chi yawär ütz, yatuxlan ütz. Chuqa' k'o chi naqüm janila ri ya', achi'el waqxaqi' xara pa jun q'ij, roma ri ya' ntikïr nujäq ri tzamaj chuqa' nrelesaj rupimil ri ruya'al ri tzamaj.

Jun aq'omab'äl yalan k'atzinel chwäch re yab'il re' chi najiq'aj ri ruxla' ri meq'ën ya', roma lala' ntikïr nujäq ri tzamaj chuqa' nrelesaj ri ojöb'. Chuqa' yatikïr naroqowisaj jujun raqän ri eucalipto o ri kaxlan ixk'ij chupam ri ya', roma k'o ruchuq'a' ri ruxla' re taq aq'om q'ayïs re' chwäch ri yab'il. Chwäch ri ruq'axomal o ruk'aqät ri qulaj janila k'o ruchuq'a' ri kotz'i'j aq'om, chuqa' k'o rutzil ri kaxlan ixk'ij o ri ichaj limonix. Röj jumül nqab'än jun ruya'al rik'in ri kotz'i'j aq'om chuqa' ri ichaj limonix junam, roma xtuya' jun jeb'ël ruki'il ri ichaj limonix, k'a ri ch'anin nkichäp ri ak'wala'. Chuqa' yatikïr nach'äj ri aqul rik'in ri tzäy ya' oxi' b'ey pa jun q'ij (naya' jun ti pak'a'ch ri atz'am chupam jun litro ri ya'); ri tzäy ya' nuqasaj ruk'aqät chuqa' rusipojik ri qulaj. K'o rutzil ri kotz'i'j aq'om chuqa' ri tzäy ya' wi k'o ruq'axomal xkinaj o wi ntz'ape' ri xkinaj.

Wi k'o k'atän o raxtew o wi nq'axon ri ch'akulaj roma ri yab'il, k'o rutzil ri ruya'al ri b'oyx. Chuqa' ri ruya'al ri alb'akax ntikïr nuqasaj jub'a' ri k'atän. Po k'o chi nanataj chi ri ak'wala' man yetikïr ta nkitïj ri b'oyx roma k'o ritzelal chike. Ri chawon winaqi' yetikïr nkitïj ri b'oyx. Roma ri', wi k'o rumeq'ënal jun ak'wal yatikir naya' chire ri acetominofina, k'a ri ch'anin xtxule' ri k'atän (chuqa' ri ak'wala' man yetikïr ta nkitïj ri aspirina roma k'o ritzelal chike achi'el ritzelal ri b'oyx).

Wi nawajo' nachajij awi' k'a man xtpe ta jun b'ey chik ri ojöb', k'o chi jumül nach'äj aq'a' chuqa' natz'apij ri achi' chuqa' ri atzam taq yajoron o yatat'ixäm. Chuqa' yatikïr natïj jun vitamina q'ij q'ij o natïj ri taq q'utu'n yalan ch'äm achi'el ri xna'j o ri limonix. K'o aq'omanela' nkib'ij chuqa' chi k'o rutzil ri anx chi man xtpe ta jun chik ojöb' po k'o chi natïj q'ij q'ij.

K'AYEWAL

Achi'el xqab'ij yan, ri janila k'atzinel chi man natïj ta ri antibióticos ch'anin roma jub'a' ma jantape' man e katz'inel ta. K'o b'ey e k'atzinel po xaxe jantape' chi rij jun ka'i' wuq'ij man xtane' ta ri yab'il. Wi achajin jumül jun ojöb' (jujun wuq'ij o taq ik') k'o chi yatzijon rik'in jun aq'omanel. Chuqa' k'o b'ey, man k'ïy ta, ri ak'wala' man yetikïr ta nkijiq'aj kaq'ïq' roma ri ojöb'. Roma ri' wi natz'ët ri awak'wal yalan k'ayew njiq'an, wi nxub'an rupospo'y o njiq', o wi janila k'o rumeq'ënal k'o chi yatzijon rik'in ri aq'omanel.

EL CATARRO O RESFRÍO es una de las enfermedades más comunes en el mundo. Es caracterizada por dolor o picazón de la garganta, una nariz congestionada, dolor de la cabeza y cuerpo, tos, y algunas veces un poco de fiebre. Estos síntomas pueden durar una o dos semanas. Es una enfermedad contagiosa, así muchas veces todos los que viven o trabajan juntos padecen de estos síntomas a la misma vez. Es importante saber que los niños padecen más de los resfríos, y es completamente normal tener un niño que ha tenido 5 o más episodios dentro de un año; esto no indica que este niño es 'débil' ni estará dispuesto a otras enfermedades. También es muy importante recordar que los antibióticos no tienen ningún valor en casos de resfrío. Cuando se tiene un resfrío, no debe tomar antibióticos ni dar antibióticos a sus niños que tienen resfríos; tomar frecuentemente antibióticos puede provocar problemás graves más adelante y no se deben tomar sin necesidad.

TRATAMIENTO

Aunque los antibióticos no son útiles, todavía hay muchas cosas que puede hacer para aliviar los síntomas del resfrío. Como siempre las cosas más importantes son las cosas más sencillas, las cuales son descansar y dormir bien. También hay que tomar mucha agua, por lo menos 8 vasos cada día, porque el agua puede ayudar a deshacer los mocos y la congestión.

Un remedio muy sencillo para destapar la nariz y aliviar la tos es respirar vapores de agua caliente. Estos vapores son mucho más eficaces si se hierve unas ramitas de eucalipto o hierbabuena dentro del agua, porque estas son plantas medicinales muy útiles en casos de congestión. Para aliviar el dolor y picazón de la garganta, el té de manzanilla probablemente es el remedio más eficaz, pero también son buenas la hierbabuena y la hierba de limón. En nuestra práctica usamos mucho un té que contiene una parte de manzanilla y otra de hierba de limón; la hierba de limón tiene un sabor muy bueno y por eso los niños están más dispuestos tomar el remedio. También hacer gárgaras tres veces al día con agua salada puede aliviar la picazón e hinchazón de la garganta (se hace las gárgaras con una solución de 1 cucharada de sal en cada litro de agua). La manzanilla y gárgaras con agua salada son también útiles en casos de resfríos en los que se tapan los oídos.

Para aliviar los dolores y fiebres asociados con el resfrío, un té de sauce es muy bueno. La albahaca también puede bajar la fiebre un poco. Sin embargo, los niños no pueden tomar sauce porque es peligroso en esa edad. La acetominofina es el remedio más seguro en niños para controlar la fiebre (tampoco pueden tomar aspirina los niños, porque contiene la misma droga que sauce).

En cuanto a prevenir otro ataque del resfrío es importante siempre lavarse las manos y taparse la boca y nariz al toser o estornudar. Tomar una vitamina cada día y comer muchas comidas cítricas como limones y naranjas puede ser útil también. Hay algunos estudios que dicen que tomar ajo cada día puede prevenir ataques recurrentes de catarro.

PRECAUCCIONES

Ya hemos explicado la precaución más importante en cuanto al resfrío, que es no tomar antibióticos inmediatamente. Hay casos de resfríos que requieren antibióticos, pero casi siempre solo después de 2 semanas de padecer de los síntomas. Si tiene una tos muy crónica (de semanas a meses) puede ser otra enfermedad también, y debe consultar con un médico. Si nota que a su niño le cuesta mucho respirar, si resuenan los pulmones, si no puede tragar o se ahoga, o si hay fiebre muy alta, debe consultarse con un médico.

RAB'AJ RUPEQËS RI SASE' —
CÁLCULOS BILIARES

RI RUPEQËS RI SASE' jun ti peqës chi nk'oje' chuxe' ri sase', nuyäk ronojel ri ruya'al ri sase'. Ri rab'aj o rusipojik jun yab'il janila kichajin winaqi' pa ronojel ruwachulew. Wi k'o jun winäq ruchajin re yab'il re' k'o q'axomäl chi rupam, jujun b'ey ntane' po jantape' xtitzolin. Re q'axomäl re' nya'on pe chi rij ri taq wa'im, janila k'o ruchuq'a' chi rij jujun taq q'utu'n, achi'el xäb' achike q'utu'n k'ïy ruq'anal. Wi janila ritzelal ri yab'il, chuqa' xtuya' raxkej chuqa' ya' chi ri pamaj chi rij ri taq wa'im. Ri ixoqi' janila kichajin re yab'il re' chi kiwäch ri achi'a'.

RUCHOJMIRISAXIK

Janila nya'on pe ri yab'il wi k'o winaqi' e ti'oj o k'ïy q'än nkitïj. Roma ri' chupam ruchojmirisaxik yalan k'atzinel chi ri yawa'i' xaxe nkitïj ri utziläj q'utu'n chuqa' chi nkiqasaj kalal. Chuqa' ri winaqi' yesamaj janila o nkib'än silonïk yetikïr nkichojmirisaj jub'a' ri yab'il. Roma ri yab'il npe roma ri q'än, k'o chi ntane' nutïj ronojel ruwäch q'utu'n janila k'o ruq'anal, achi'el ri q'utu'n nroqowirisäx chupam ri q'än, ri ruti'ij o ruya'al ri wakx, ri tz'umaj, chuqa' ri kexu'. Stape' man k'o ta ruq'anal, chuqa' ri kinäq' man ütz ta chwäch re yab'il re'. K'a ri k'o chi xaxe nutïj ronojel q'utu'n janila k'o rub'uyujil, achi'el ri ichaj chuqa' ri taq ruwäch che'. Chuqa' k'o chi nuqüm waqxaqi' xara' ri ya' q'ij q'ij, roma ri ya' xtuch'äj ri peqës. Ri vitamina C chuqa', chi k'o chupam ronojel ri ch'äm ruwäch che' achi'el ri xna'j chuqa' ri limonix, nub'än chi man xtpe ta ri taq rab'aj. Stape' k'o ritzelal ri kape' chwäch juley chik yab'il, chwäch re jun yab'il re' k'o rutzil.

K'o jujun taq aq'om q'ayïs yalan e ütz chwäch re yab'il re' roma nkich'äj ri peqës. Ri yalan k'atzinel ri kaxlan ixk'ij, roma ntikïr nub'än chi xkeb'aqïr ri taq rab'aj ri peqës. K'o chi ntix ri ruya'al oxi' b'ey pa jun q'ij, q'ij q'ij chi rij ri taq wa'im. K'o jujun chik q'ayïs chuqa', achi'el ri jengibre, ri rey köj (*Taräxicum officinale*), chuqa' ri xaqixaq chi nkisilöj ri peqës, k'a ri nkich'äj, nkelesaj ruq'axomal. Man nqatïj ta ri xaqixaq janila roma k'o ritzelal wi jumül natïj, k'a ri roma man xtk'achoj ta ri yab'il ch'anin k'o chi nacha' jun chik aq'om. Kan qitzij k'o rutzil ri rey köj, lala' yatikïr natïj achi'el jun ruya'al oxi' b'ey pa jun q'ij (nab'än rik'in ronojel ri jun q'ayïs, ri ruxaq chuqa' ri ruxe', chupam jun xara ri ya').

K'AYEWAL

Rik'in ri taq aq'omab'äl wawe' k'o b'ey man nk'achoj ta ri yab'il. K'a ri wi xatojtob'ej ronojel ri aq'omab'äl po jani k'o ruchuq'a' ri q'axomäl k'o chi yatzijon rik'in jun aq'omanel; k'o b'ey xtk'atzin ri b'anoj qupinïk. Chuqa' k'o b'ey xtupo' ri' yalan itzel wi nok pe jun chikopil. Wi at janila yawa' chuqa' wi nana' ri raxtew, k'o chi yatzijon rik'in ri aq'omanel. Wi natz'ët chi nupo' ri' q'än awäch o atz'umal, o wi k'o rusaqil ri akis o ruq'equmal ri achuluj, lala' jun itzel retal k'a ri k'o chi yatzijon rik'in ri aq'omanel.

LA VESÍCULA BILIAR ES una pequeña bolsa ubicada bajo el hígado que almacena algunos de los jugos digestivos. Los cálculos biliares, o pequeños piedras de la vesícula, y la asociada inflamación de la vesícula, es uno de los problemas de la salud más comunes en todo el mundo. Los síntomas son dolores del estómago recurrentes y muchas veces fuertes. Estos dolores frecuentemente ocurren después de comer y son peores con algunos tipos de comidas, sobre todo con comidas que contienen mucha grasa. En casos avanzados, comer estas comidas puede provocar calambres y asientos. La enfermedad es más común entre mujeres.

TRATAMIENTO

Las personas gordas y las que comen mucha grasa padecen frecuentemente de esta enfermedad. Así una parte del tratamiento muy importante es comer bien, tratando de hacer una dieta en casos de sobrepeso. Los que hacen ejercicios o que tienen trabajos pesados tienen menos riesgo de esta enfermedad. Siempre es provocada por altas concentraciones de grasas, así que es importante comer pocas comidas fritas, carne de res y caldo, manteca, y leche o queso. Aunque no tienen mucha grasa, los frijoles también provocan los dolores asociados con esta enfermedad. En lugar de estas comidas, uno debe tomar mucha fibra, que es decir muchas frutas y verduras, y también tomar por lo menos 8 vasos de agua cada día, la cual puede ayudar a prevenir ataques de los dolores. La vitamina C, que se encuentra en las frutas cítricas como limones y naranjas, también ayuda en la prevención de cálculos biliares. Aunque el café en muchos casos provoca enfermedades, en el caso de esta enfermedad puede ayudar a limpiar la vesícula y aliviar los dolores.

Hay varias plantas medicinales que limpian la vesícula y por eso son útiles en el tratamiento de esta enfermedad. Probablemente la planta más importante es la hierbabuena, porque hay evidencia que puede deshacer las piedras. Recomendamos en estos casos un té de hierbabuena, tomado tres veces al día después de las comidas. Otras plantas que estimulan y limpian la vesicula incluyen el ajenjo, el jengibre, y diente de león. No recomendamos el ajenjo, porque los cálculos biliares son una enfermedad crónica y no se debe tomar ajenjo por mucho tiempo. La utilidad del diente de león ha sido bien comprobado. Se hace un té usando aproximadamente una pequeña planta entera (incluyendo las raíces) en una taza de agua, tomada tres veces al día.

PRECAUCCIONES

No todos los casos de esta enfermedad se curan con los tratamientos explicados aquí. Si tiene muchos dolores fuertes que no son aliviados por estos remedios, debe consultar con un médico, porque la enfermedad muchas veces requiere cirugía. También en pocos casos, los cálculos biliares pueden provocar una infección del sistema biliar que puede ser muy grave. Si está muy enfermo con un ataque de dolores muy fuertes con fiebre, puede ser una emergencia y debe consultar con un médico. También si se nota que la piel o los ojos se ponen amarillos, o si las heces tiene un color pálido o la orina se pone oscuro, debe consultar con un médico porque estos síntomas son avanzados.

Oköx chi ri aqanaj — Infección por hongos de los pies

R I RITZELAL RI OKÖX chi ri aqanaj jun yab'il k'ayew xtk'achoj. E k'o jujun taq ruwäch re yab'il re' po oxi' e yalan q'aläj: Nab'ey k'o jun ruwäch sipojnäq ri tz'umal chi kichi' ri taq ruwi' ri aqanaj. Nq'axon o nk'aqät janila, chuqa' nupo' ri säq o ch'eqël re tz'umal re' k'a nuch'öl ri'. Ruka'n k'o jun ruwäch k'o k'aqät o sipojïk chi ri rupam ri aqanaj. Ri tz'umal nupo' ri janila chaqi'j chuqa' nuch'öl ri'. Wi janila k'a runaj chuqa' nuxilij ri'. Ri rox ruwäch, k'o taq oköx chupam ri ixk'äq. K'o k'aqät po chuqa' ri ixk'äq nupo' ri yalan pïm chuqa' xotoxïk.

RUCHOJMIRISAXIK

Ri taq oköx yek'oje' chupam ri ulew o xäb akuchi' k'o wi ri ya', achi'el ri ruxikin jay. Roma ri' jumül k'o chi nachajij awi' chwäch ri ulew chuqa' ri taq ch'eqech'ïk jay. Jantape' k'o chi nakusaj ri xajab' taq yatel pe po chuqa' chupam ri ruxikin jay o taq yatatin. Chuqa' roma janila xtkowïr ri yab'il wi nch'eqe' ri oköx, k'o chi jantape' nach'äj chuqa' nachaqijirisaj ri awaqän. Taq nch'eqe' ri awaqän k'o chi jumül nchaqi'j ch'anin, yalan k'atzinel chi kichi' ri taq ruwi'. Chuqa' k'o chi nakusaj jun xab'on ronojel ri q'ij.

Ri nïm k'ayewal rik'in ri yab'il ri' wi k'o ritzelal chi ri rupam ri aqanaj roma ntikïr nupo' ri' yalan pïm chuqa' sipojnäq ri tz'umal k'a xtuxilij ri'. Rik'in re k'ayewal re', k'o chi natojtob'ej ri tzäy ya'. Yatikïr naya' kan ri awaqän chupam jun tzäy meq'ën ya' (nab'än rik'in jun ti pak'a'ch ri atz'am chupam jun litro ri ya') nik'aj ramaj ronojel ri taq aq'a'. Rik'in ri tzäy ya' xtqasäx jub'a' ri sipojïk chuqa' xtxaxïr ri tz'umal. Chuqa' ri tzäy ya' nrelesaj jub'a' ri ruk'aqät, po wi janila nk'aqät chuqa' yatikïr nakusaj ri ruya'al ri kotz'i'j aq'om roma kan qitzij k'o rutzil chwäch xäb' achike k'aqät.

E k'o jujun taq aq'om q'ayïs yetikïr nkikamisaj ri oköx. Röj nqakusaj ri anx, ri xaqixaq, chuqa' ri eucalipto. Rikin ri anx o ri xaqixaq, wi e räx, xaxe' k'o chi ye'akach'uj k'a ri ye'akusaj pa ruwi' akuchi' k'o wi ri oköx jun o ka'i' b'ey pa jun q'ij. Wi chaqi'j ri xaqixaq o wi nawajo' natojtob'ej ri eucalipto, nab'ey k'o chi

111

naroqowisaj k'a ri yatikïr nakusaj ri ruya'al.

K'AYEWAL

K'o chi nawetamaj chi janila k'ayew xtk'achoj re yab'il re'. K'o chi nawoyob'ej chuqa' jumül nub'än ri taq aq'omab'äl k'in jub'a' jun o ka'i' ik'. Wi nkowïr ri yab'il o wi janila nsipoj, yatikïr yatzijon rik'in jun aq'omanel roma k'o b'ey xtk'atzin jun kaxlan aq'om. Ri taq oköx yetikïr yek'oje' pa ronojel ri ch'akulaj, achi'el ri q'ab'aj, po jub'a' ma e junam ri taq aq'omab'äl. Xaxe' k'o chi nawetamaj chi wi k'o jun oköx pa ruwi' ri wi'aj jub'a' ma jantape' xtk'atzin jun kaxlan aq'om; ri ruwäch re yab'il re' majun b'ey xtk'achoj ta xaxe' rik'in ri aq'om q'ayïs.

L AS INFECCIONES DE LOS pies causadas por hongos son muy comunes y muy difíciles eliminar. Hay varias manifestaciones de estas infecciones pero las más comunes son tres: una inflamación entre los dedos caracterizada por dolor, picazón, y piel blanca y mojada que se pela; irritación y picazón de las plantas de los pies con piel seca y gruesa que se pela y, en casos más avanzados, se raja; y infecciones de las uñas caracterizadas por uñas gruesas y distorsionadas.

TRATAMIENTO

Los hongos viven en el suelo y en lugares húmedos como, por ejemplo, áreas del baño. Por eso, la parte del tratamiento más importante es evitar estar en contacto con tierra y estas áreas. Nunca debe andar descalzo, particularmente afuera de la casa, y debe llevar caítes siempre en el baño y cuando se ducha. También, porque los hongos crecen más cuando hay humedad, tiene que tratar de mantener los pies siempre secos y limpios. Después de mojarse, debe secarlos bien, prestando atención particularmente a las áreas entre los dedos. Tiene que lavar los pies bien con jabón todos los días también.

Parte del problema de esta infección, especialmente en casos que involucran las plantas, es que la piel se pone muy gruesa e irritada y por eso se raja. En estos casos, baños con agua salada pueden ser muy útiles. Recomendamos lavar los pies todas las noches por 30 minutos en una solución de agua tibia y salada (una cucharada del sal por cada litro de agua). Esto va a rebajar el grosor de la piel y la inflamación. El agua salada alivia la picazón también, pero si hay mucha picazón debe probar un lienzo de agua de manzanilla, que tiene propiedades muy calmantes.

Hay muchas plantas que tiene propiedades anti-hongos. Recomendamos ajo, ajenjo, y eucalipto. En caso de ajo o ajenjo fresco, se puede machucar y frotar sobre la área afectada una o dos veces cada día. Con ajenjo seco o eucalipto tiene que hervirlos y hacer lienzos.

PRECAUCCIONES

Tiene que saber que estas infecciones son muy difíciles eliminar. Tiene que tener mucha paciencia y seguir con la limpieza, baños, y lienzos por lo menos 6 semanas. Sin embargo, si no mejora la infección aunque este aplicando estos remedios, o si parece muy inflamado, puede consultar con un médico porque hay otros remedios químicos que algunas veces son necesarios. Los hongos pueden causar infecciones de todo el cuerpo, como las manos o cualquier otra parte de la piel. Los remedios son similares en la mayoría de estos casos, pero debe saber que las infecciones del cabello casi nunca son eliminadas sin el uso de químicos recetados por un médico.

OKÖX CHI RI RUB'EY RI NE'Y — INFECCIÓN POR HONGOS DE LA VAGINA

Jun yab'il janila k'o chi nkichajij ri ixoqi' ja la ri itzel ruya'al ri rub'ey ri ne'y. Lala' npe roma jun oköx. Taq petenäq k'o k'aqät o q'axomäl chupam o pa ruwi' ri rub'ey ri ne'y. Wi nk'oje' pa ruwi' k'o b'ey nupo' ri' sipojnäq chuqa' käq ri tz'umal ke la'. K'o b'ey chuqa' nq'axon nchulun o taq nsinan. K'ïy b'ey chuqa' k'o jun ruya'al säq rub'onil chuqa' pïm rub'anikil po man kan ta chüw ruxla'. Janila npe re jun yab'il re' wi k'o jun ixöq janila nsinan o jun ixöq ruchajin rujotolem rukab'il ri kik'. K'o b'ey jumül ntzolin ri yab'il o man nrajo' ta ntane'.

RUCHOJMIRISAXIK

Rik'in re yab'il re' man k'atzinel ta najäl ri q'utu'n, po yalan k'atzinel janila naqüm ri ya'. Wi nchaqi'j ach'akul xtpe ruchuq'a' ri ritzelal ri yab'il, chuqa' xtitikïr xtq'ax pe apo akuchi' nel wi ri chuluj. Roma ri', k'o chi naqüm waqxaqi' xara' ri ya' q'ij q'ij. Chuqa' k'o jun chik aq'omab'äl yalan k'atzinel; lala' chi k'o chi natïj ri yogur, roma k'o chupam ri yogur jujun utziläj chikopil yetikïr nkelesaj ri itzel oköx. K'a ri wi achajin re yab'il re', o wi jumül ntzolin pe chawe ri yab'il, k'o chi natïj waqxaqi' onzas ri yogur q'ij q'ij; ke ri man kan ta xtpe ri yab'il.

Chuqa' e k'o jujun aq'om q'ayïs k'o kutzil chwäch ri taq oköx. Ri yalan e k'atzinel ri xaqixaq chuqa' ri eucalipto. Röj nqakusaj ri eucalipto achi'el jun ch'ajonïk pa ruwi' akuchi' k'o wi ri yab'il ka'i' b'ey pa jun q'ij. Chuqa' wi k'o ruk'aqät o rusipojik ri rutz'umal rub'ey ri ne'y, k'o rutzil ri ruya'al ri kotz'i'j aq'om roma ntikïr yeruqasaj.

Chuqa' jantape' k'o chi nanataj chi e k'o winaqi' kichajin jujun taq yab'il, achi'el rujotolem rukab'il ri kik'; rije' chuqa' k'o chi kichajin janila ri taq chikopil chupam ri rub'ey ri ne'y. Roma ri' wi nrajo' ntane' ri yab'il nab'ey k'o chi nachojmirisäx ri jun chik yab'il, achi'el ri rujotolem rukab'il ri kik'.

K'AYEWAL

K'o juley chik yab'il chi ri rub'ey ri ne'y k'o ritzelal chwäch ri oköx. Roma ri',
wi man ntane' ta ri yab'il k'o chi yatzijon rik'in jun aq'omanel. Wi janila nel pe ri
itzel ruya'al, o wi janila chüw ruxla' o nwoqo', k'o chi yatzijon rik'in jun aq'omanel
roma tikirel chi lala' jun ruyab'ilar ri sinanïk. Wi janila nq'axon ri rute' pamaj o wi
k'o raxtew o k'atän, wi ninimïr ri ritzelal ri yab'il, o wi nel jun ch'a'k jumül k'o chi
yatzijon rik'in ri aq'omanel. Chuqa' jantape' k'o chi nkichajij ki' ri ixoqi' koyob'en
roma k'o ritzelal ri rub'ey ri ne'y nub'än chi xtpe jukumaj ri ne'y o chi nq'ax apo
chire.

UNA DE LAS ENFERMEDADES más comunes entre mujeres es una infección de la vagina causada por hongos. Se manifiesta como una picazón o dolor que puede ser dentro o encima de la vagina. En casos de picazón exterior, muchas veces se puede ver piel irritada. Otros síntomas incluyen también dolor o ardor al orinar o al tener relaciones. Muchas veces hay un flujo blanco que puede ser espeso, pero usualmente no hay un olor muy fuerte. Estas infecciones son más común en mujeres que tienen relaciones frecuentes y las que sufren de diabetes. Algunas veces pueden ser recurrentes o crónicas.

TRATAMIENTO

Con esta enfermedad no tiene que hacer dieta, pero sí es importante tomar mucha agua. La deshidratación puede provocar síntomas peores, y también las infecciones vaginales pueden producir irritación del tracto urinario. Por eso, recomendamos por lo menos 8 vasos de agua cada día. Uno de los remedios naturales más eficaces para prevenir infecciones crónicas es comer yogur, lo cual tiene algunas bacterias saludables que pueden quitarle la infección. Recomendamos tomar 8 onzas de yogur cada día en estos casos.

Hay algunas plantas que son eficaces en la eliminación de los hongos también. Las más importantes probablemente son el ajenjo y el eucalipto. Usamos eucalipto más que todo como un lienzo o lavada, aplicada a la vagina dos veces al día. En casos de picazón o irritación de la piel, un lienzo de manzanilla puede ofrecer alivio.

Otra consideración muy importante es recordar que las personas con algunas enfermedades, como diabetes, están más predispuestas a infecciones crónicas de la vagina. En estos casos, el tratamiento más importante es controlar la diabetes para prevenir las infecciones.

PRECAUCCIONES

Hay otras infecciones de la vagina más complicadas, y si no se sana la infección con estos remedios, debe consultar con un médico. Si, por ejemplo, usted tiene un flujo copio que apesta mucho o con mucha espuma, podría ser una infección venérea. Si tiene mucho dolor pélvico o fiebre, o si los síntomas empeoran en unos días, también cualquier tiempo que se nota una úlcera debe consultarse con un médico. Como siempre, las mujeres embarazadas tienen que tener cuidado porque algunas infecciones vaginales pueden provocar un parto prematuro o contagiarse al bebe.

RUJOTOLEM RUCHUQ'A' RI KIK' — ALTA PRESIÓN

NETÄX JAMPE RI RUCHUQ'A' kik' rik'in jun ch'ich' nkusäx pa ruwi' ri q'ab'aj. Jantape' ri taq aq'omanela' nkikusaj ri ch'ich' ri'. Rik'in ri etanïk kik' e k'o ka'i' ajilab'äl–jun roma nsamäj ri k'uxaj, jun roma nuxlan ri k'uxaj. Junam yetz'ib'äx ri ka'i' ajilab'äl achi'el 120/80–riri' jun ütz ruchuq'a' ri kik'. 140/90 jun jotöl ruchuq'a' ri kik'. Stape' ruchajin ri rujotolem ruchuq'a' ri kik', majun xtuna' ta ri yawa'. Po stape majun nuna' ta, la kan qitzij jun itzel yab'il. Wi k'o k'ïy juna' majun ruchojmirisan ta, ri rujotolem ruchuq'a' kik' xtuya' pe jujun chik yab'il, achi'el rukamik k'uxaj, rukosik k'uxaj, o k'in jub'a' jun tzaqo'n kik' chupam ri wi'aj.

RUCHOJMIRISAXIK

Jub'a' ma jantape' rik'in ri jotöl ruchuq'a' ri kik' ri yalan k'atzinel jujun jalonïk chupam ri k'aslem. Achi'el wi janila yamayon, janila njote' ri ruchuq'a' ri akik'el. K'o chi yatuxlan chuqa' jantape' yawär ütz (achi'el waqi' ramaj aq'a' aq'a').

Chuqa' k'o chi nachojmirisaj q'utu'n. Nab'ey, k'o chi nawelesaj ri q'än. Kiq'anal kär chuqa' äk' e ütz chwäch kiq'anal aq o wakx. Yalan itzel ri ruya'al ti'ij roma janila k'o ruq'anal chupam. Chuqa' k'o chi njote' jampe ntix ri ruq'anal ichaj chwäch ri richin xäb' achike chiköp. Ruka'n k'o chi natïj janila ri ruwäch che' roma e k'o ri potasio chuqa' ri rub'uyujil chupam. Rox, ri atz'am yalan itzel chwäch ri rujotolem ruchuq'a' ri kik'. K'o chi nawelesaj xäb'achike qutu'n yalan tzäy. Chuqa' man yatikïr ta natïj ri ratz'am äk' roma la chuqa' yalan tzäy. Rukaj, xaxe jub'a' yatikïr naqüm ri tza'm, kape, chuqa' kaxlan ya'. Chuqa' wi k'o aq'oral k'o chi nab'än silonïk q'ij q'ij, junam wi janila awalal, k'o chi naqasaj jub'a'. Kono-jel re taq aq'omanïk re' e junam, ke ri wi junam ye'akusaj, k'o b'ey nk'achoj ri rujotolem ruchuq'a' ri kik'.

Chuqa' e k'o jujun aq'om q'ayïs yalan e ütz. Ri yalan k'atzinel ri anx, k'o chi natïj kaji' eyaj q'ij q'ij (ka'i' richin nimaq'a', ka'i' richin tiqaq'ij). Chuqa' yalan ütz ti rukotz'i'j ri Jamaica roma nuya' chuluj, k'a ri nxule' jub'a' ri ruchuq'a' ri kik'. K'o chi natïj jun xara ri ruya'al oxi' o kaji' b'ey q'ij q'ij.

K'AYEWAL

119

Wi majun achajin ta, jujun b'ey xtupo' ri' yalan itzel ri rujotolem ruchuq'a' ri kik'. K'a ri wi majun nk'achoj ta k'o chi yatzijon rik'in jun aq'omanel. Janila k'o chi nkichajij ki' ri winaqi' jun chik yab'il kichajin achi'el ri tzaqo'n kik' pa wi'aj o ri rujotolem rukab'il ri kik', chuqa' wi k'o chupam kach'alal jun yab'il richin ri k'uxaj. Jantape' k'o chi nkichajij ki' ri ixoqi' koyob'en roma pa ri taq k'isib'äl ik' ntikïr njote' janila ruchuq'a' ri kikik'el.

S E MIDE LA PRESIÓN de la sangre con un aparato especial que se aplica al brazo. Es muy conocido este aparato y bien usado por casi todos los médicos. Esta medida da dos números de la presión, uno que representa la presión en estado contraído del corazón y otro en estado relajado. Normalmente estos números se escriben juntos, como en el caso de 120/80 que es una presión normal. La presión alta es definida como una presión de más de 140/90. La alta presión es una enfermedad muy silenciosa. Aunque esté alta, el enfermo casi nunca se dará cuenta. Sin embargo, a través de muchos años de no estar bajo tratamiento, puede tener consecuencias muy graves, como ataques del corazón y derrames cerebrales.

TRATAMIENTO

En casi todos los casos de presión alta, el tratamiento más importante y más eficaz es hacer algunos cambios en la rutina diaria. Por ejemplo, el estrés puede provocarla, así que uno debe tratar de bajar la cantidad del estrés en la vida y dormir suficientemente (por lo menos 6 horas cada noche).

También hay que cumplir con una dieta. Los componentes de la dieta son: (1) Bajar la cantidad de grasa. Pollo y pescado son más saludables que carne de res o coche, porque tienen menos grasa. Particularmente, el caldo de res es una comida muy grasosa. También, debe aumentar las cantidades de aceites más saludables, por ejemplo debe tomar aceite vegetal en lugar de la manteca. (2) Aumentar sumamente la cantidad de frutas crudas, las cuales tienen mucho potasio y fibra. (3) Eliminar comidas muy saladas y dejar de echar sal a la comida. Esto incluye también cualquier tipo de consomé, que es casi completamente hecho de sal. (4) Tomar solo ligeramente alcohol, café, y aguas gaseosas. Tanto como la dieta, el ejercicio diario es muy importante para bajar la presión. También si tiene mucho sobrepeso, uno debe bajarlo. Tomados juntos, estos remedios en muchos casos hace que la presión normalice.

Hay algunas plantas medicinales que son muy buenas para la presión también. La más importante es el ajo, que debe ser tomado diariamente 4 dientes al día, 2 por la mañana y dos por la tarde. También recomendamos la rosa de Jamaica, que es un diurético así haciendo que se baje la presión, tomada como un té 3 o 4 veces al día.

PRECAUCCIONES

Si no está bajo control, la presión alta puede ser una enfermedad peligrosa. Entonces si estos remedios no la normalizan, debe consultar con un médico. Las personas con diabetes o un derrame previo deben cuidarse más, así también como las que tienen historias familiares de dichas enfermedades o de enfermedades del corazón. Las mujeres embarazadas siempre deben vigilar su presión, particularmente en los últimos meses, porque el embarazo puede provocar trastornos de presión muy alta.

RUJOTOLEM RUKAB'IL RI KIK'
— DIABETES

RE YAB'IL RE' PETENÄQ roma njote' janila rukab'il ri kik'. K'ïy ri qawinäq e yawa'i' roma ri'. K'o b'ey rujotolem rukab'il ri kik' nq'ax chupam jun ach'alal'il (achi'el wi ruchajin ri ate', k'o chi nachajij awi' rät) chuqa' kik'in ri winaqi' yalan e ti'oj. Wi achajin re yab'il re', jujik xtana' ritzelal, achi'el kosik, ruq'axomal o rusurinik ri wi'aj, o moyow chwäch ri wachaj. Chuqa' k'o b'ey janila nchaqi'j ri chi'aj o janila k'o chi nchulun ri yawa'. Chupam ruchojmirisaxik, k'o chi nxule' ri rukab'il ri kik', k'a ri ütz xtuna' ri yawa'. Po jantape' k'o chi nawetamaj chi ri yab'il xaxe nchojmirisäx, man xtk'achoj ta. Wi ri yawa' ntane' nutïj ri aq'om, xtitzolin pe ri yab'il.

RUCHOJMIRISAXIK

Rik'in rujotolem rukab'il ri kik' ri yalan k'atzinel aq'omab'äl chi ri yawa' nujäl ri q'utu'n chuqa' nub'än silonïk. Ri yab'il nkowïr roma ri kab', k'a ri k'o chi nachojmirisaj ri q'utu'n. Manäq chik yatikïr natïj ri kab', kaxlan kab', o kaxlan ya'. Chuqa' man yatikïr ta nakusaj kab' chupam ri ya' o ri kape. Xaxe jub'a' yatikïr natïj ri wäy, kaxlan wäy, q'or, arox, o is roma e yalan ki'. Wi yanüm, k'o chi natïj ri kinäq', ruwäch che', chuqa' ri ichaj; k'o kibuyujil re taq q'utu'n re', ke ri nkib'än chi xtxule' ri rukab'il ri kik'. Chuqa' xaxe jub'a' yatikïr natïj ri q'än, ri ti'ij, chuqa' ri atz'am. Wi at ti'oj man xtk'achoj ta ri yab'il, k'a ri k'o chi jantape' nab'än silonïk ke ri xtaqasaj ri awalal. Wi jantape' xaxe ri utziläj q'utu'n natïj chuqa' q'ij q'ij nab'än silonïk k'o b'ey xtchojmirisäx ri yab'il.

Chuqa' k'o jujun taq aq'om q'ayïs yalan k'o kutzil chwäch re yab'il re'. Ri yalan k'atzinel ri anx, roma nub'än chi xtxule' rukab'il ri kik' po chuqa' nuchojmirisaj rujotolem ri ruq'anal chuqa' ruchuq'a' ri kik'. Lala' yalan ütz roma e k'ïy winaqi' kichajin ri rujotolem rukab'il ri kik' chi chuqa' kichajin ri rujotolem ruq'anal o ruchuq'a' ri kik'. Röj jantape' nqab'ij chi k'o chi natïj kaji' eyaj ri anx q'ij q'ij. Ri xnakät k'o rutzil chuqa' junam rik'in ri anx. Roma ri rukab'il ri kik' nusök ri ch'akulaj, k'o chi natïj chuqa' ri vitamina C (nk'oje' chupam ri taq ruwäch che' yalan ch'äm achi'el ri limonix chuqa' ri taq ichaj räx rub'onil). Chuqa' ütz wi yatikïr natïj jun vitamina q'ij q'ij. K'o jun chik aq'om q'ayïs yalan ütz chwäch re yab'il re', lala' ri rukotz'i'j ri Jamaica, yatikïr natïj ri ruya'al oxi' b'ey pa jun q'ij, q'ij q'ij (po ruyon, majun kab' rik'in). La kotz'i'j la' nub'än chi xtxule' rukab'il ri kik' po chuqa' nuchojmirisaj ri ruchuq'a' ri kik' roma nuya' chuluj. Chuqa' jujun b'ey k'o kutzil ri alb'akax, culantro, chuqa' jengibre.

K'AYEWAL

Ri yab'il re' yalan itzel roma wi k'ïy rujuna' po majun xchojmirisäx ta, jujik xtusök ri ach'akul stape' majun nana' ta. Rik'in raq'omanik nk'atzin rutojtob'enik ri kik', k'a ri yatikïr natz'ët jampe rujotolem. K'ïy b'ey xtchojmirisäx wi xaxe najäl ri q'utu'n, nab'än silonïk, chuqa' natïj ri taq aq'om q'ayïs. Po k'o b'ey manäq, xtk'atzin jun kaxlan aq'om, k'a ri k'o chi yatzijon rik'in jun aq'omanel. Ri rujotolem rukab'il ri kik' nusök ri k'uxaj chuqa' ri kinäq'. K'o chi nachajij ri ruchuq'a' chuqa' ruq'anal ri akik'el chuqa' wi nawajo' nachajij awi' chwäch re ritzelal re'. Chuqa' wi k'o jun ixöq royob'en po ruchajin re yab'il re', k'o chi ntzijon rik'in jun aq'omanel.

L A DIABETES ES UNA de las enfermedades más comunes entre personas indíge-
nas de Guatemala. Esto es porque muchas veces es una enfermedad heredada.
También las personas que padecen de sobrepeso tienen riesgo muy alto de contraer
la diabetes. En esta enfermedad, el nivel del azúcar en la sangre es muy alto, lo
cual provoca el malestar. Los síntomas de diabetes son varios, pero incluyen fatiga,
dolores de cabeza, mareos, vista borrosa o oscurecida, sed, y tener que orinar
frecuentemente. En el tratamiento de diabetes, nos empeñamos en bajar el nivel de
azúcar, y así el paciente se sentirá mejor. Pero es importante siempre recordar que la
diabetes nunca se cura, solo se mantiene; el tratamiento de diabetes es para toda la
vida.

TRATAMIENTO

En el tratamiento de la diabetes, las medidas más importantes son comer bien y
hacer ejercicio. Porque el problema en diabetes viene del azúcar, hay que hacer una
dieta. El paciente tiene que eliminar toda clase de dulce, incluyendo aguas gaseosas
y azúcares refinados. Tampoco se puede añadir azúcar a los refrescos o el café. Tam-
bién hay que comer cantidades pequeñas de tortillas, atoles, arroz, papas, y panes,
porque estas comidas son muy dulces. En lugar de estas comidas, se debe comer al-
tas cantidades de frijoles, frutas, y verduras; estos productos tienen mucha fibra, que
puede ayudar a bajar el azúcar. Se puede comer solo pequeñas cantidades de carne,
aceite, y sal. Porque el sobrepeso puede provocar la diabetes, es importante hacer
ejercicios y bajar de peso y con esto muchas veces se normaliza la situación.

Hay muchas medicinas naturales que son importantes en el tratamiento de esta
enfermedad. La más importante es el ajo, que puede bajar el azúcar y también
normalizar la presión y el colesterol alto, las cuales son otras enfermedades muy
comunes entre los diabéticos. Recomendamos una dosis de 4 dientes de ajo cada
día. La cebolla tiene propiedades similares. Para prevenir algunos de los daños al
cuerpo provocados por la diabetes, se debe tomar mucha vitamina C, o sea muchas
comidas cítricas y verdes. Sería bueno tomar una vitamina cada día. Otra planta que
puede ayudar a normalizar el nivel del azúcar es la rosa de Jamaica, que debe ser
tomada tres veces al día como refresco (sin azúcar). La rosa de Jamaica es diurética,
y puede bajar la presión también. Otras plantas que podrían tener un rol incluyen la
albahaca, el culantro, y el jengibre.

PRECAUCCIONES

La diabetes es una enfermedad grave porque, aunque uno se siente bien, puede
hacer daños al cuerpo a través de muchos años si no está bajo control. El control de
la diabetes requiere hacer pruebas de sangre de vez en cuando para medir el nivel del
azúcar. Muchas veces la diabetes se controla con la dieta, el ejercicio, y las plan-
tas medicinales. Pero muchas veces no se controla, y en estos casos que requieren
medicinas químicas, tiene que consultar con un médico. La diabetes puede dañar al
corazón y los riñones, y debe vigilar su presión y su colesterol para minimizar estos

efectos malos. También si está embarazada y tiene diabetes, debe consultarse con un médico.

Ruk'aqät ri Tz'umal — Alergias de la Piel

R I RUK'AQÄT RI TZ'UMAL chi man nrajo' ta ntane' jun yab'il kichajin janila ri
ak'wala' chuqa' ri chawon winaqi'. Re yab'il re' jub'a' ma jantape' npe roma
jun rusipojik ri tz'umal man kan ta roma jun chikopil. Roma janila nk'aqät chuqa'
nsipoj ri tz'umal ri yawa' ntikïr nrajo' nuröch ri' chuqa' ke ri man ntikïr ta ntane'.
K'a ri roma janila nuröch ri' xtupo' ri' sokatajnäq rutz'umal. K'o jun chik ruwäch
rusipojik ri tz'umal chi nk'aqät chuqa' nel pe jujun ch'a'k yalan käq rub'onil. E
junam raq'omab'al ri ka'i' ruwäch.

Ruchojmirisaxik

Jub'a' ma' ri nik'aj ri taq k'utb'äl re yab'il re' e petenäq roma jun k'ayewal
chupam ri k'aslem o roma ri mayoj. Wi nkos, janila nsamäj, nmayon, o man ntikïr
ta nwär ütz, xtya'on pe ritzelal ri yab'il. Roma ri' wi achajin re yab'il re', k'o chi
nachajij awi'. K'o chi yawär ütz, yawa' ütz, chuqa' nab'än silonïk (achi'el jun nik'aj
ramaj ri b'iyinïk ronojel ri q'ij) ke ri xtitane' jub'a' ritzelal ri yab'il. Chuqa' wi at
k'o janila pa q'ij o wi yatzoqpin janila xtya'on pe ritzelal ri yab'il.

Kan qitzij chuqa' k'ïy b'ey chike ri ak'wala'k'o ritzelal jujun taq q'utu'n chwäch
ri yab'il. Roma ri', wi k'o jun ak'wal ruchajin re yab'il re' k'o chi nutojtob'ej ntane'
nutïj jujun taq itzel q'utu'n–achi'el ri rutz'um ri wakx, ri saqmolo', ri maní, ri kaxlan
ixim, ri kaxlan paq', ri kär, ri otzoy, ri kape, chuqa' ruti'ij ri wakx. K'o b'ey wi ntane'
nutïj re taq q'utu'n re', xtk'achoj ri yab'il. Chuqa' k'o b'ey nkik'äm pe ri yab'il ri taq
uk'o k'äq. Roma ri', k'o chi jantape' ütz yameson chuqa' nach'äj ronojel ri rutzyäq
ri ch'at.

Ri ruya'al ri kaxlan kotz'i'j yalan k'o rutzil chwäch ruk'aqät chuqa' rusipojik
ri tz'umal. Röj nqach'äj ri tz'umal akuchi' k'o wi ri yab'il ka'i' b'ey pa jun
q'ij. Chuqa' k'o rutzil ri ruya'al ri tzoli'j roma ntikïr nuqasaj rusipojik chuqa'
nuk'achojsaj ri taq ch'a'k. K'o chi nakusaj akuchi' janila nya'on wi pe ri k'ayewal
ka'i' b'ey pa jun q'ij. Ri ruya'al ri rukotz'i'j ri parutz' chuqa' k'o rutzil roma
nrelesaj ri k'aqät, yatikïr naya' pa ruwi' ri atz'umal ka'i' o oxi' b'ey pa jun q'ij.
Konojel ri winaqi' kichajin re yab'il re' k'o chi janila nkitïj ri ichaj, ri xnakät, ri
anx, chuqa' ri ruwach che' yalan ch'äm achiel ri limonix roma k'o k'ïy ri vitamina

127

chupam chuqa' roma nkiqasaj jub'a' ri sipoïk.

K'AYEWAL

Ri k'ayewal yalan q'aläj rik'in re' yab'il re' chi k'o b'ey nsokotäx o nq'ax pe jun chikopil roma janila nuröch ri' ri yawa'. Roma ri' wi nakusaj ronojel ri aq'omab'äl wawe' po man ntane' ta ri k'ayewal k'o chi yatzijon rik'in jun aq'omanel roma k'a k'o kaxlan aq'om janila ruchuq'a', chuqa' jujun b'ey xtk'atzin. Chuqa' e k'o jujun chik yab'il ri k'aqät jun ketal, achi'el ri nrajo' vitamina. K'o b'ey wi nrajo' jun vitamina, nchaqi'j janila ri tz'umal ke ri xtk'aqät. Roma ri' k'o b'ey k'o chi natojtob'ej jun vitamina q'ij q'ij, po chuqa' wi man ntane' ta ri yab'il k'o chi yatzijon rik'in jun aq'omanel.

UNA PICAZÓN CRÓNICA DE la piel es una enfermedad bastante común entre niños y adultos. La mayoría de las veces no hay una infección de la piel sino que es una alergia. La piel se puede poner muy irritada y inflamada, así que la persona no la aguante y empieza a rascarse mucho. Por rascarse demásiado muchas veces se queda cicatrizada y dañada la piel. Otra forma de alergia de la piel se llama urticaria y es caracterizada por manchas rojas que vienen y se van y pican mucho. El tratamiento de estas dos clases de alergias de la piel es más o menos igual.

TRATAMIENTO

Por lo menos la mitad de todos los casos de picazón crónica responden al nivel de estrés. Cuando uno está trabajando demásiado, no durmiendo bien, o muy preocupado, siempre se ponen peores la picazón y la inflamación. Entonces es muy importante cuidarse: comer bien, dormir suficiente, y hacer ejercicios diarios (como caminar media hora cada día) para aliviar el estrés. También, los síntomas empeoran al estar en el sol demásiado y sudar mucho, así hay que cuidarse en estas situaciones.

Reacciones a algunas comidas pueden provocar la inflamación de la piel en algunas personas, sobre todo entre los niños. Si un niño tiene una picazón crónica entonces, vale la pena probar eliminar comidas como leche de vaca, huevos, maní, trigo, nueces, pescado, mariscos, café, y carne de res. Hay veces que si estos niños cumplen bien con la dieta se resuelven completamente los síntomas. Los ácaros y otros bichos que viven en la cama y el polvo pueden provocar alergias de la piel, también más frecuentemente en niños. Para aliviar este problema, debe mantener la casa bien limpia y libre de polvo y debe lavar la ropa de la cama frecuentemente.

La manzanilla es una planta muy eficaz en el alivio de picazones e inflamaciones de la piel. Recomendamos lienzos de manzanilla a las áreas afectadas dos o tres veces al día. La savia de la savila también es muy útil porque tiene propiedades anti-inflamatorias y cicatrizantes. Se puede aplicar dos veces al día a las áreas más afectadas. La flor de muerte también tiene propiedades muy calmantes, y se puede aplicar como un lienzo hecho solo de las flores dos o tres veces al día. Todas las personas que sufren de alergias de la piel deben comer muchas verduras, cebolla, ajo, y frutas cítricas como limones ya que estos productos contienen muchas vitaminas y otros compuestos anti-inflamatorios.

PRECAUCCIONES

El problema más común con esta enfermedad es que se cicatriza mucho o se infecta la piel por haberse rascado tanto. Si estos remedios no le ayudan, debe consultar con un médico porque hay otros remedios químicos más fuertes que son algunas veces necesarios. También hay otras enfermedades que tienen como síntoma la picazón. Una muy común es la falta de vitamina, así que siempre vale la pena probar tomar una vitamina cada día. Pero de todos modos si los síntomas no empiezan a mejorar debe consultarse con médico.

RUK'AYEWAL RI IK' —
PROBLEMAS ASOCIADOS CON LA
REGLA

JUN NÏM K'AYEWAL KICHAJIN ri ixoqi' chi jujun q'ij chwäch xtpe ri ik' man ütz ta nkina'. Ke ri nkib'ij chi majun nkina' ta kuchuq'a', o k'in jub'a' janila k'o kiwaran. K'o b'ey man yetikïr ta yewär, yemayon, o k'o koyowal. Jujun chik nkib'ij chi nq'axon o nsipoj kich'akul o kitz'um. Ronojel re taq k'ayewal re' jun yab'il, po k'o raq'om. K'o jun chik k'ayewal rik'in ri ik' chi jujun b'ey taq petenäq janila nq'axon ri pamaj or ri ij'aj o janila ntzaq pe ri kik'. Lala' jun chik ruyab'ilal ri ik', po chuqa' k'o raq'om.

RUCHOJMIRISAXIK

Pa ruwi' ri jun yab'il chi npe chwäch ri ik', jantape' ri aq'omab'äl yalan k'atzinel k'o chi nab'än silonïk chuqa' nachojmirisaj ri q'utu'n. Xtojtob'ëx chi man kan ta xtq'axon pe wi ri ixoqi' nkib'än silonïk oxi' b'ey pa jun wuq'ij (achi'el jun nik'aj ramaj ri b'iyinïk), chuqa' man kan ta xtpe ri b'is o ri mayoj. Chuqa' k'o chi nachojmirisaj ri q'utu'n. Chupam ri ka'i' wuq'ij chwäch xtpe ri ik' man yatikïr ta natïj ri q'utu'n yalan tzäy chuqa' man yatikïr ta nakusaj ri atz'am chupam ri q'utu'n. K'o chi nawelesaj ri q'än, ri tz'umaj, ri kexu', ri kaxlan kab', ri tza'm, chuqa' ronojel ri cafeína (nk'oje' chupam ri kape, ri q'utül, chuqa' ri kaxlan ya'). K'o chi natïj ri taq ruwäch che' roma k'o rutzil chwäch ri yab'il. K'o jujun aq'omanela' nkib'ij chi k'o rutzil ri vitamina B chuqa' ri chun chwäch ri yab'il, roma ri' yatikïr natojtob'ej natïj q'ij q'ij. Pa ruwi' ri bis, oyowal, chuqa' mayoj k'o rutzil ri eya', ri valeriana, ri kotz'i'j aq'om, chuqa' ri culantro.

Pa ruwi' ri q'axomäl petenäq rik'in ri ik' chuqa' yalan k'atzinel ri silonïk. Chuqa' k'o chi man natïj ta ri ruti' wakx, ruti' aq, o ruti' äk', roma re taq q'utu'n re' nkikowirisaj ri q'axomäl. K'o rutzil ri ruya'al ri b'oyx chwäch ri q'axomäl, po k'o chi yatikïr natïj oxi' b'ey pa jun q'ij jujun ka'i' q'ij chwäch xtpe ri ik'. K'o jujun kaxlan aq'om yalan ruchuq'a' achi'el ri ibuprofena o ri diclofenaco, po chuqa' k'o chi yatikïr jujun q'ij chwäch xtpe ri ik'. Jujun chik taq aq'om q'ayïs, achi'el ri alb'akax, ri kotz'i'j aq'om, chuqa' ri culantro yetikïr nkiqasaj jub'a' ri q'axomäl.

131

Wi janila ntzaq ri kik' rik'in ri ik', k'o chi nachajij awi' roma tikirel xtusäch ruchuq'a' ri akik'el, k'a ri janila xkakos, xtana' ruq'axomal o rusurinik ri wi'aj, chuqa' xtupo' ri' yalan säq apaläj. K'a ri k'o chi natïj q'ij q'ij jun vitamina k'o hierro chupam. Chuqa' e k'o jujun q'utu'n janila k'o hierro chupam, achi'el ri sase' chuqa' ri kär.

K'AYEWAL

Wi jumül janila ntzaq ri kik' taq npe ri ik', jun nïm k'ayewal ri majun ruchuq'a' ta ri kik'. Roma ri', wi jumül achajin re k'ayewal re', o wi nawetamaj chi majun k'o ta ruchuq'a' ri akik'el (achi'el wi janila at kosinäq o wi nupo' ri' saqiläj ri apaläj), k'o chi yatzijon rik'in jun aq'omanel. Chuqa' wi janila k'o ruchuq'a' ri q'axomäl, o wi k'o raxtew o k'atän, surinïk, kosik, tzaqo'n na'oj, o wi man ntane' ta ri kik' lala' k'in jub'a' jun nïm yab'il, achi'el jun chikopil o jun tzaqo'n ne'y, k'a ri k'o chi yatzijon rik'in jun aq'omanel. E k'ïy winaqi' nkikusaj ri aq'om q'ayïs achi'el ri mirxta, rora, eneldo, o xaqixaq roma man npe ta chöj npe ri ik'. Po kan qitzij re taq aq'om q'ayïs re' k'o kitzelal, k'a ri wi man ntane' ta ri k'ayewal chupam jujun ka'i' ik' k'o chi yatzijon rik'in ri aq'omanel. Jun chik ritzelal re taq aq'om q'ayïs re' chi yetikïr nkik'äm pe jun tzaqo'n ne'y, roma ri' man yatikïr ta natïj wi man awetaman ta wi awoyob'en.

UN PROBLEMA MUY COMÚN entre mujeres es que unos días antes de su menstruación empiezan a sentirse mal. Algunas dicen que no tienen energía o tienen cansancio o disturbios del sueño, mientras otras se ponen deprimidas o irritables. Otras se quejan de dolores o hinchazones del cuerpo o de los pechos. Todos estos síntomas forman parte de un síndrome premenstrual, y hay remedios sencillos para aliviarlos. Cuando viene la regla, otras se quejan de calambres, dolores del estómago y la cintura, o flujo pesado. Estos síntomas se llaman dismenorrea, y también hay tratamiento.

TRATAMIENTO

En cuanto al síndrome premenstrual, como casi siempre el tratamiento más importante es la dieta y el ejercicio. Las que padecen mucho de dolores o depresión antes de la regla deben hacer 30 minutos de ejercicio, como caminar, por lo menos 3 veces cada semana. También en las dos semanas antes deben dejar de comer comidas saladas o añadir sal a la comida. También no deben comer mucha leche o queso, azúcar blanca refinada, alcohol, y cafeína (es decir café, chocolate, y aguas gaseosas). Comer muchas frutas y poca grasa puede ser útil. Hay algunos estudios que dicen que tomar una vitamina del complejo B o calcio también puede ayudar aliviar los síntomas. Por aliviar la irritabilidad, disturbios del sueño, y depresión, el pericón puede ser muy útil, así como también la valeriana, la manzanilla, y el culantro.

En cuanto a la dismenorrea, o sea los dolores y calambres que vienen con la regla, el ejercicio es también un remedio muy importante. Debe evitar comer carne de res, cerdo, o pollo y leche o queso, porque estas comidas pueden agravar los dolores. Un té de sauce puede ser útil en el alivio de los dolores, con un efecto máximo si se empieza a tomar tres veces al día unos días antes de que venga la regla. Unas medicinas químicas sencillas como diclofenaco o ibuprofena tienen el mismo efecto que sauce, pero son más fuertes. Otras plantas medicinales que pueden aliviar algunos de los dolores o calambres incluyen la manzanilla, la albahaca, y el culantro.

Si una mujer padece de flujo muy pesado, puede volverse anémica que se caracteriza por cansancio, dolores de la cabeza, mareos, y palidez entre otros síntomas. Para prevenir este problema se puede tomar una vitamina con hierro o una pastilla de hierro diario. También se pueden comer comidas con cantidades altas de hierro, las cuales incluyen hígado y pescado.

PRECAUCCIONES

En casos de flujo pesado crónico, la anemia es un problema muy importante. Si no mejora el flujo o si empieza a tener los síntomas de anemia, como mucho cansancio y palidez, debe consultar con un médico. También si los dolores o calambres son muy fuertes o si hay fiebre, mareos, fatiga, mucho flujo, o pérdida o cambios de la consciencia, puede ser síntomas de una infección, embarazo ectópico, u otra cosa peligrosa y debe consultar con un médico. Muchas veces las personas usan plantas como mirto, ruda, eneldo, o ajenjo cuando se atrasa o adelanta mucho la regla. De hecho algunas de estas plantas son tóxicas si son usadas frecuentemente, y si el problema no se resuelve dentro de un par de ciclos debe consultar con un médico. Otro efecto de estas plantas es que pueden provocar un aborto, y debe estar segura que no esté embarazada antes de usarlas.

RUQ'AXOMAL RI B'AQ — ARTRITIS

E K'ÏY RUWÄCH RI ruq'axomal b'aq po xaxe nk'atzin nawetamaj pa ruwi' oxi'. Ri nab'ey ruwäch npe roma ri taq juna', jantape' ntikïr chi rij jujun kak'al o kak'al lajuj juna'. Nq'axon ri q'ab'aj chuqa' ri ch'ekaj, ri achäq, o ri ijaj. Re jun ruq'axomal b'aq re' xtkowïr wi k'o jun nïm samaj, roma ri' janila kichajin ri winaqi' jumül k'ayew kisamaj. Ri ruka'n ruwäch npe roma nuch'äy ri' ri ch'akulaj. Man e k'ïy ta ri winaqi' kichajin re jun ruwäch re', po janila itzel chwäch ri nab'ey roma janila nsipoj ri taq b'aq; k'o b'ey man yetikïr ta nkisiloj ri kib'aqil. Re yab'il re' npe jukumaj chupam ri k'aslem chwäch ri nab'ey chuqa' kichajin ri ixoqi' chwäch ri achi'a'. Ri yab'il re' janila nusök ri ch'akulaj, k'a ri chi rij jujun juna' xtupo' ri' k'ayew ri k'aslem. Ri rox ruwäch npe roma njote' ri ruk'ayil ri chuluj chupam ri kik'. Ri ruq'axomal npe pa jujun q'ij po k'a ri xtitane' jub'a'. K'o b'ey xaxe' nq'axon ri rub'aqil ri yawa' jujun b'ey pa jun juna'. Yalan q'aläj ri jun ruwäch re' roma jub'a' ma jantape' nsipoj ri nïm ruwi' ri aqanaj, po k'o b'ey chuqa' nsipoj jun chik b'aq ach'iel ri ch'ekaj. Kichajin ri achi'a' chwäch ri ixoqi'.

RUCHOJMIRISAXIK

Roma ri taq raq'omab'al ri oxi' ruwäch man e junam ta, k'o chi nab'ey yatzijon rik'in jun aq'omanel, k'a ri xtawetamaj ütz achike ruwäch achajin, k'a ri xkatikïr xtacha' ri utziläj aq'omab'äl.

Rik'in ri nab'ey ruwäch k'atzinel ri silonïk roma wi nab'än silonïk q'ij q'ij xtb'uyijïr ri ab'aqil, k'a ri xkatikïr xkasilon ütz. Chuqa' k'o chi nuxlan ri ab'aqil akuchi' k'o wi ri q'axomäl. Achi'el, wi nq'axon ri rij ri aqul, man yatikïr ta yatelen. Wi nq'axon ri ach'ek man yatikïr ta yaxuke'. Wi at ti'oj k'o chi naqasaj jub'a' ri awalal, k'a ri xtitikïr xtuxlan jub'a' ri ab'aqil. K'o chi natïj ronojel ri taq ichaj roma k'o ruk'ayil ri folato chupam, k'o rutzil chwäch ri b'aq. K'o jun chik aq'om man itzel ta nto'on jub'a' chwäch ri yab'il, ja la ri condroitina o glucosamina rub'i'; nub'än chi xtk'achoj jub'a' ri yab'il. Ri k'ayewal chi xaxe nk'ayïx roma ri taq naturistas chuqa' jotöl rajil.

Rik'in ri ruka'n ruwäch chuqa' nk'atzin ri silonïk. Chuqa' k'o chi natïj janila ri taq ichaj chuqa' ruwäch che' roma k'o vitaminas chupam. Po jujun b'ey chuqa' k'o ritzelal jujun q'utu'n chwäch ri yab'il. K'o chi nawelesaj ri ruwäch che' yalan ch'äm achi'el ri limonix, chuqa' ri tz'umaj, ri kexu', ri kaxlan paq', chuqa' ri kaxlan ixim. Wi natz'ët chi nk'achoj jub'a' ri yab'il k'o chi jumül man ye'atïj ta; wi majun natz'ët ta yatikïr ye'atïj jun b'ey chik. Chuqa' man yatikïr ta natïj ri kape o ri tza'm. Wi yasik'an k'o chi yatane'. K'o rutzil ri jengibre chwäch ri yab'il. K'o chi natïj jun gramo ri räx ruxe' ka'i' k'a kaji' b'ey pa jun q'ij. Wi man nawajo' ta natïj chöj ri ruxe' yatikïr nab'än jun ruya'al; naya' jun gramo chupam jun xara ke ri naroqowisaj lajuj ch'uti ramaj.

Rik'in ri rox ruwäch ri aq'omab'äl yalan k'atzinel chi najäl ronojel ri q'utu'n. Xaxe' jub'a' yatikïr natïj ri ti'ij, chuqa' majun b'ey yatikïr natïj jun ti'ij petenäq chi rupam ri chiköp achi'el ri sase' o ri tzatzq'or. Chuqa' xaxe' jub'a' yatikïr natïj ri kinäq' o ri kaxlan paq'. Majun yatikïr ta natïj ri tza'm, ri kape, ri kaxlan ya', o ri q'utül. K'o chi naqüm chöj ri ya', k'in jub'a' ka'i' litros pa jun q'ij. Wi jotöl awalal, k'o chi naqasaj qa. K'ïy b'ey xaxe' rik'in re taq jalonïk re' xtk'achoj ri yab'il.

Xäb' achike ruwäch ruq'axomal ri b'aq, yatikïr nakusaj jujun pomadas pa ruwi' akuchi' nq'axon wi. K'o rutzil ri q'ol, ri canfor, chuqa' ri ch'äj chi nkib'än ri naturistas. Röj chuqa' xqatz'ük jun pomada chi k'o rutzil. Nqab'än poqolaj rik'in jun b'oraj ri q'ol o ri ixim pom k'a ri nqaya' kan chupam jun octavo ri tza'm. Wi nawajo' yatikïr naya' chuqa' jujun ruxaq ri eucalipto chupam ri octavo. K'a ri k'o chi nawoyob'ej jun kaji' o wo'o' q'ij, xaxe' nasiloj ri octavo jun b'ey pa ri q'ij, q'ij q'ij. K'a ri xtupo' ri' jun pomada janila ruchuq'a'; ke ri yatikïr nakusaj pa ruwi' akuchi' nq'axon wi.

K'AYEWAL

K'ïy b'ey ri winaqi' kichajin ri ruq'axomal ri b'aq janila nkitïj ri kaxlan aq'om achi'el ri ibuprofena, diclofenaco, o aspirina. K'o chi nachajij awi' roma re aq'om re' janila k'o ritzelal wi jumül natïj; xtusök ri pamaj, k'o b'ey xtupo' ri' jun ch'a'k chupam ri pamaj o xtel kik'. Roma ri' wi natïj re aq'om re' k'o chi xaxe' natïj ri jampe' k'atzinel chuqa' natïj jumül rik'in ri wa'im. Chuqa' yatikïr natïj ri ruya'al ri kotz'i'j aq'om oxi' o kaji' b'ey pa jun q'ij, chi rij ronojel ri wa'im, roma xtuchajij ri pamaj. Wi janila nq'axon ri pamaj o wi nel kik' (xaq o käq) chupam ri kis k'o chi yatzijon rik'in jun aq'omanel ch'anin. Wi natïj ri jengibre k'o chi nawetamaj chi nuxaxirisaj ri kik', k'a ri jujun b'ey ntikïr nuk'äm pe rusachb'äl ri kik' wi janila natïj o wi natïj rik'in ri ibuprofena, aspirina, o diclofenaco roma junam kitzelal chwäch rub'uyujil ri kik'.

HAY VARIOS TIPOS DE artritis, pero solo tres que son comunes. El tipo más común se llama osteoartritis, y se caracteriza como una artritis de edad empezando después de unas décadas de vida. Casi siempre afecta a las manos y otras articulaciones bien afectadas son las rodillas, las nalgas y la columna. Es como una artritis 'del uso' y los que tienen trabajos muy duros a veces van a tener más problemas. Otro tipo de artritis, mucho menos común, es la artritis reumática. Es mucho más grave, con más dolor e inflamación, afectando a más articulaciones, y muchas veces empezando más temprano en la vida. Es una enfermedad autoimmunitaria, y a través de los años causa distorsiones graves de los huesos y mucha debilidad. Afecta más a las mujeres. El tercer tipo de artritis proviene de un nivel alto de ácido úrico. Se caracteriza por dolores que son más episódicos y también afecta a algunas articulaciones diferentes como los dedos grandes de los pies, aunque las rodillas y otros lugares también pueden ser afectados. Afecta más a los hombres.

TRATAMIENTO

En cuanto a los tres tipos de artritis, tanto sus síntomas como sus tratamientos son diferentes. Así, debe consultarse con un médico antes de empezar para asegurarse que su tratamiento sea adecuado.

Con la osteoartritis, hacer ejercicio del cuerpo y de la articulación afectada es muy importante para mantenerse menos tienso. También es importante no poner tanto estrés sobre la articulación. Por ejemplo, si uno tiene artritis en la nuca, no debe cargar cosas sobre la cabeza. Si el problema está en la rodilla, no debe pararse o arrodillarse por mucho tiempo. Bajar de peso también puede ayudar por la misma razón de no estresar demásiado el cuerpo. El paciente debe tomar cantidades altas de hierbas verdes que tienen mucho ácido folato. Hay otra forma de medicina no química que se llama condroitina o glucosamina. Muchos estudios demuestran que esta medicina hace que se recompongan las articulaciones. El problema es que solo la venden los naturistas y muchas veces es cara.

Con la artritis reumática, hacer ejercicios y comer saludablemente también es importante. Uno debe comer muchas frutas y verduras frescas por todas las vitaminas que contienen. Pero en algunos casos, ciertas comidas pueden provocar los síntomas: las frutas cítricas; leche, queso, y otros productos hechos de leche; nueces; y harina de trigo. Vale la pena eliminar estas comidas por un tiempo para ver si se nota una diferencia. En todo caso, debe eliminar café, las aguas gaseosas, y el tabaco. El jengibre es una planta medicinal muy importante para esta enfermedad. Debe tomarla de 2 a 4 veces diariamente, 1 gramo cada vez de la raíz cruda. También, si no quiere comerla así, puede hervir 1 gramo por 10 minutos en una taza de agua y tomar su té.

En casos de artritis causados por ácido úrico alto, el remedio más importante es siempre una dieta muy rígida. Debe tomar la carne solo ligeramente, y debe eliminar completamente cualquier tipo de carne que sea de órgano (como hígado). Se puede tomar cualquier frijol o maní solo en cantidades pequeñas. Debe eliminar el alcohol, el café, las aguas gaseosas, y el chocolate. Hay que tomar mucha agua, por lo menos

2 litros al día, y si tiene sobrepeso, empeñarse en bajar el peso. La mayoría de las veces se puede controlar los ataques de este tipo de artritis tan solo con estos cambios.

En cualquier de los tipos de artritis, el uso de pomadas siempre puede ser útil para aliviar los dolores. Las pomadas hechas de balsámico, canfor, o trementina por naturistas son excelentes. Hay una pomada que hemos desarrollado en nuestra práctica que funciona bien para aliviar los dolores artríticos. Para hacerlo, se añade una palmada de incienso amarillo o de trementina pulverizado a un octavo de aguardiente barato. También puede empolvar algunas hojitas secas de eucalipto y añadir estas también. Se deja en el sol unos 4 o 5 días, agitándola cada día. A los 5 días se convierte en una tintura que se se puede aplicar a las áreas afectadas varias veces al día, y alivia un poco el dolor.

PRECAUCCIONES

Muchas veces, personas que tienen artritis toman medicinas químicas como ibuprofena, diclofenaco, o aspirina y también los remedios naturales. En cuanto a estas medicinas químicas, hay que cuidarse porque son muy fuertes y su toma diaria puede dañar el estómago hasta provocar úlceras y sangramiento intestinal. Deben ser tomadas en la dosis menos posible y siempre con comida. También puede tomar té de manzanilla 3 o 4 veces al día, después de comer y tomar la medicina, porque esta planta protege bien el estómago. Si tiene dolores fuertes del estómago o sangre (negro o rojo) en las heces debe consultar inmediatamente con un médico. Si está tomando jengibre para la artritis reumático, debe darse cuenta que el efecto secundario de esta planta es que se sangra más fácilmente. Esto es especialmente importante si está tomando ibuprofena, aspirina, o diclofenaco, los cuales tienen el mismo efecto.

RUQ'AXOMAL RI IJAJ — DOLOR DE LA ESPALDA

RUQ'AXOMAL RI IJAJ JUB'A' ma jantape' npe roma nxote' o nsok ri ijaj roma jun k'ayew samaj o nïm ejqa'n. Nq'axon ri ijaj o k'in jub'a' ri achäq. Wi janila xixote' k'o b'ey ri q'axomäl xtxule' k'a ri aqanaj o xtusach ruchuq'a' ri aqanaj. Jujun b'ey k'o sanïk pa ruwi' ri a'aj o ri aqanaj o kan qitzij nsikïr ri tz'umal. Stape' k'o b'ey nab'ey man yatikïr ta naköch' ri q'axomäl, k'o chi nawetamaj chi jub'a' ma jantape' ri ruq'axomal ri ijaj xtk'achoj chupam jun ik' o waqi' wuq'ij wi yatuxlan chuqa' nachajij awi'

RUCHOJMIRISAXIK

Chi rij jun rusokotaxik ri ijaj nk'atzin yatuxlan jub'a'. Man yatikïr ta yatelen o yatejqan. Po chuqa' k'o chi yasilon jub'a'. K'o jujun tojtob'enïk nkib'ij chi ri winaqi' jumül nkib'än silonïk o jujun ko'öl samaj xkek'achoj ch'anin chwäch ri juley pa ch'at yek'oje' wi. Chuqa' ri ti silonïk ntikïr nrelesaj rukowil ri sokotajïk chuqa' nuqasaj ri q'axomäl. Chuqa' wi man nab'än ta silonïk ch'anin xtasäch ronojel ri awuchuqa'. Wi jotöl awalal k'o chi naqasaj jub'a' ke ri xtk'achoj ri q'axomäl chuqa' man xtpe ta chik. K'o chi natïj janila ri taq ruwäch che' chuqa' ri ichaj roma k'o vitaminas chupam chi yetikïr yeto'on pe chawe.

Nab'ey taq nya'on pe ri q'axomäl, k'o chi nakusaj jujun aq'om q'ayïs roma kan qitzij xqatz'ët chi k'o rutzil. Röj janila nqakusaj ri ruya'al ri eucalipto chuqa' ri rora o ri ka'i' junam pa ruwi' akuchi' nq'axon wi. Chuqa' k'o jun pomada xqatz'ük rik'in ri ixim pom janila k'o ruchuq'a'. Yatikïr nasik'ij pa ruwi' rukusaxik chupam ri rutanaj re wuj re' pa ruwi' ri ruq'axomal b'aq. K'o rutzil ri b'oyx chwäch ri q'axomäl chuqa', k'o chi natïj jun xara ri ruya'al oxi' o kaji' b'ey pa jun q'ij. Ri valeriana chuqa' ri eya' nkelesaj jub'a' ri q'axomäl, chuqa' nkiya' waran wi man yatikïr ta yawär roma ri q'axomäl. Chuqa' k'o rutzil ronojel ri taq q'ayïs nkiqasaj sipojïk achi'el ri anx, ri xnakät chuqa' ri jengibre.

K'AYEWAL

K'o b'ey man ntane' ri ruq'axomal ri ijaj. Roma ri' wi nq'axon awij janila chuqa' man nk'achoj ta chupam jujun ik' k'o chi yatzijon rik'in jun aq'omanel roma k'in jub'a' k'o jun chik raq'omab'al. Chuqa' k'o retal jun nïm q'axomäl ri ijaj, achi'el wi nxule' ri q'axomäl o sanïk chuxe' ri ch'ekaj o k'a ri ruwi' ri aqanaj, wi k'o k'ayewal rik'in ri chuluj o kis, o wi majun k'o ta ruchuq'a' ri aqanaj o man yatikïr ta yab'iyin k'o chi yatzijon rik'in ri aq'omanel.

EL DOLOR DE LA ESPALDA casi siempre es el resultado de un daño por levantar algo pesado u otro trabajo duro. Los síntomas son dolor y tensión en la cintura o de las nalgas. En casos más avanzados este dolor puede recorrer hacia las piernas o se puede sentir debilidad en las piernas. Algunas veces se siente un hormigueo en los muslos o las piernas y se duerme la piel en estas áreas. Es importante saber que, aunque el dolor y la debilidad puede ser sobrecargante al principio, casi todos los casos se alivian con cuidado y descanso en un mes o seis semanas.

TRATAMIENTO

Después de un daño a la espalda es muy importante descansar. Es decir que no debe tratar de levantar cosas pesadas ni hacer trabajos muy duros. Pero eso no quiere decir que no debe hacer nada. Hay muchos estudios que han mostrado que los que siguen haciendo ejercicios o trabajos pequeños después de un daño a la espalda se recuperan más rápido que los que se quedan en la cama. Ejercicios ligeros pueden aliviar la tensión y mantener la fuerza de los músculos de la espalda y las piernas. También, si tiene sobrepeso debe hacer una dieta porque bajar de peso puede prevenir daños en el futuro. También comer muchas frutas y verduras frescas es importante, porque tienen muchas vitaminas que pueden ayudarle a recuperarse más rápido.

En el alivio del dolor agudo, hemos tenido mucho éxito usando lienzos de algunas plantas medicinales. Recomendamos lienzos de eucalipto o ruda o las dos plantas juntas. También, una pomada hecha del incienso es muy potente. Describimos como hacerla en la parte del libro sobre artritis. Hay estudios mostrando que un té de sauce, tomado tres o cuatro veces al día puede ayudar aliviar el dolor. Té de valeriana o pericón puede ser útil también por sus propiedades calmantes y en casos de no poder dormir por el dolor. Plantas anti-inflamatorias, como el ajo, la cebolla y el jengibre pueden ayudarle a recuperarse y también para prevenir daños en el futuro.

PRECAUCCIONES

En algunos casos, el dolor de la espalda puede convertirse en una enfermedad crónica. Si tiene dolor de la espalda que no se alivia después de un par de meses debe consultarse con un médico para ver si hay otro remedio. También hay algunos síntomas que sugieren un daño más grave, los cuales incluyen dolor o hormigueo que recorre las rodillas o hacia los pies, problemas con incontinencia, debilidad pronunciada de las piernas o problemas al caminar. Si usted tiene estos síntomas debe consultar con un médico.

Ruq'axomal ri q'ab'aj — Dolor de la mano, muñeca, y brazo

R I RUQ'AXOMAL Q'AB'AJ jun nïm k'ayewal rik'in ronojel ri winaqi' k'o chi yesamäj janila rik'in kiq'a', o k'o chi nkikamuluj jun b'anoj achi'el yech'ajon o yeponon. Wi yalan k'a runaj ri yab'il, nsipoj ri ruk'u'x ri q'ab'aj, k'a ri nupïtz' ri taq ib'och' ri sipojïk. Roma ri' nq'axon chuqa' nsikïr ri ruwi' ri q'ab'aj, jub'a' ma jantape' ri nab'ey oxi' ruwi' q'ab'aj. Wi nq'axon o nsikïr ri q'ab'aj apo aq'anij o wi nq'axon ri rij ri qulaj, lala' roma k'o jun sipojïk chupam ri rij ri qulaj chi nupïtz' ri ib'och' ke la'. Jub'a' ma jantape' re q'axomäl re' npe roma jun winäq janila xtelen o roma xixote' ri rij ruqul. Wi xaxe nq'axon akuchi' nkimöl wi ki' ka'i' b'aq, achi'el ri telemaj, lala' k'in jub'a' xaxe jun ruq'axomal b'aq, k'a ri k'o chi nasik'ij ri rutanaj re wuj re' pa ruwi' re jun' k'ayewal re'.

Ruchojmirisaxik

Rik'in ri ruq'axomal ri q'ab'aj ri yalan k'atzinel aq'omab'äl chi ntikïr nuxlan ri akuchi' nq'axon wi. Stape' la uxlanem la' jub'a' k'ayew roma jantape' k'o chi nsamäj jun winäq, yalan nk'atzin. Rik'in ronojel q'axomäl petenäq roma ri samaj, achi'el wi jantape' k'o chi yach'ajon o yaponon, wi man yatuxlan ta, majun xtk'achoj ta ri yab'il. Po wi yatikïr yatuxlan jub'a', k'in jub'a' jujun q'ij o wuq'ij k'a xttane' ri q'axomäl, k'ïy b'ey xtk'achoj ri yab'il, ke ri xkatikïr xtachäp ri samaj jun b'ey chik. Wi nq'axon o nsikïr ri q'ab'aj pa aq'anij, ri yalan k'atzinel aq'omab'äl chi majun b'ey chik yatelen. Wi k'o jun winäq jumül ntelen, k'o b'ey xtupo' ri' yalan sipojnäq o sokotajnäq ri rij ruqul, ke ri majun b'ey xtk'achoj ta. Chuqa' rik'in ruchojmirisaxik ri ruq'axomal ri ruk'u'x ri q'ab'aj k'o chi naxïm ri ruk'u'x ronojel ri taq aq'a', roma k'a ri man ntikïr ta nxote' taq yawär–ke ri xtitikïr xtuxlan jub'a'.

K'o jujun b'ey nq'axon rib'och'il ri q'ab'aj roma nrajo' jun vitamina, achi'el ri vitamina complejo B. Roma ri' wi nq'axon ri aq'a' k'o chi natojtob'ej jun vitamina complejo B q'ij q'ij k'in jub'a' pa jun ik'. Rik'in ri relesaxik ri q'axomäl, chuqa' yatikïr nakusaj jub'a' ri ch'uch' pa ruwi' akuchi' nq'axon wi jun nik'aj ramaj taq nak'is ri asamaj (achi'el taq nak'is yach'ajon), roma ri tew nuqasaj jub'a' ri sipojïk.

143

Chuqa' k'o rutzil ri aq'om q'ayïs nuya' chuluj, achi'el ri rujey kej, ri rukotz'i'j ri Jamaica, o ri tamarinb'o, roma yetikïr nkiqasaj jub'a' ri sipojïk. Ri ruya'al ri taq aq'om q'ayïs yalan jub'ül achi'el ri eucalipto o ri rora chuqa' ntikïr nrelesaj ri q'axomäl wi nakusaj pa ruwi' akuchi' nq'axon wi. K'o rutzil ri eya', ri anx, ri jengibre, chuqa' ri b'oyx roma k'o kuchuq'a' chwäch ri sipojïk chuqa' ri q'axomäl.

K'AYEWAL

K'o b'ey tikirel chi ri ruq'axomal ri rij qulaj ri retal jun yalan itzel yab'il. Roma ri' wi nkowïr janila ri rij ri qulaj chuqa' nana' ri raxtew o ri tzaqo'n na'oj, lala' k'in jub'a' ri retal jun chikopil chupam ri tzatzq'or, k'a ri k'o chi yatzijon rik'in jun aq'omanel ch'anin. Wi nq'axon ri rij ri qulaj janila xaxe' pa taq aq'a' (achi'el nq'axon stape' man yasamäj ta), o wi chuqa' nsurin ri wi'aj, nmulun ri k'uxaj , o majun k'o ta ruchuq'a' ri ch'akulaj chuqa' k'o chi yatzijon rik'in ri aq'omanel.

EL DOLOR DE LA mano o la muñeca es una de las enfermedades más comunes entre personas que tienen que trabajar con las manos, haciendo tareas repetitivas, como lavar ropa o hacer tortillas. En la forma más avanzada de la enfermedad, se hincha la parte interior de la muñeca, apretando el nervio mediano que corre allá. El resultado es dolor y debilidad in la mano, particularmente en los tres primeros dedos. Algunas veces estos dedos se duermen también. Si duelen o se duermen partes más arribas del brazo o la nuca, esto puede resultar de la presión de los nervios viniendo de la nuca. Casi siempre este dolor es el resultado de cargar cosas en la cabeza o lastimarse esta parte de la columna. Si el dolor está localizado solo en la articulación, como en el hombro, hay que pensar en artritis y leer estas partes del libro.

TRATAMIENTO

El tratamiento más importante en todos los casos del dolor de brazo, muñeca, o mano es descansar esta parte del cuerpo, aunque muchas veces es difícil hacerlo por tener que cumplir las responsabilidades de la vida. Sin embargo, porque estos dolores vienen de demásiado trabajo duro o repetitivo, es importante conseguir una manera de trabajar menos. Al descansar, por ejemplo la muñeca, un par de días o semanas muchas veces el dolor desaparece completamente y uno puede empezar a trabajar otra vez. En casos de dolor de la nuca o brazo o cuando se duerme estas partes, el tratamiento más importante es dejar de cargar cosas sobre la cabeza. Si uno carga cosas pesadas toda la vida sobre la cabeza, el resultado muchas veces es artritis de la nuca y dolores crónicos en los brazos o manos. En el tratamiento de dolor solo en la muñeca y la mano, un tratamiento importante es aplicar una tablilla a la muñeca todas las noches; esta tablilla previene que se tuersa la muñeca al dormir y hace que pueda descansar por lo menos por la noche.

En pocos casos estos dolores pueden ser por causa de una falta de vitamina, particularmente del complejo B, y vale la pena probar una vitamina de este complejo diariamente por un mes o más. En cuanto a como aliviar los dolores, aplicar un poco de hielo a las áreas por media hora después de terminar con un trabajo duro puede reducir la hinchazón. También tomar una planta diurética, como cola de caballo, rosa de Jamaica, o tamarindo puede aliviar la hinchazón un poco. El lienzo hecho de plantas aromáticas como eucalipto o ruda puede aliviar los dolores. Algunas plantas como pericón, ajo, jengibre, y sauce tienen propiedades anti-inflamatorias y pueden ser útiles.

PRECAUCCIONES

En pocos casos el dolor de la nuca puede ser una enfermedad grave. Si la nuca está muy tiesa y hay fiebre a la vez o letargia o cambios de la consciencia, esto puede ser una infección del cerebro y debe consultar con un médico. Si el dolor de la nuca es peor por la noche (o sea sin trabajar) o si hay mareos, náuseas, o debilidad esto también podría ser grave y debe consultar con un médico.

RUQ'AXOMAL RI WI'AJ —
DOLOR DE CABEZA

E K'O KA'I' RUWÄCH ri ruq'axomal ri wi'aj. Ri jun npe roma ri mayoj o ri k'ayewal, la nk'oje' pa ronojel ri jolomaj chuqa' k'o b'ey nq'axon ri rij o ri ruk'u'x ri qulaj. Chuqa' re q'axomäl re' xaxe stape' nk'oje' kan man nsilon ta. Rik'in ri ruka'n ruwäch ri yab'il, janila k'o ruchuq'a' ri ruq'axomal, k'o b'ey xaxe nk'oje' pa nik'aj jolomaj, chuqa' k'o b'ey nsilon. Chuqa' jujun b'ey nmulun ri k'uxaj o ri yawa' nuna' ri ruchuq'a' ri q'ij chuqa' ri taq ch'ab'äl. Stape' man e junam ta ri ka'i' ruwäch, k'ïy kaq'omab'al e junam. Jantape' npe ri q'axomäl roma ri mayoj o ri k'ayewal. Chuqa' rik'in ri ruka'n ruwäch npe roma ri ik', ri q'ij, chuqa' jujun taq q'utu'n.

RUCHOJMIRISAXIK

Ri aq'omab'äl yalan k'atzinel chwäch ri ruq'axomal ri wi'aj k'o chi nawetamaj achike taq wachinäq nkik'äm pe. Nab'ey ri wi man ütz ta yawär. Jantape' yalan k'atzinel ri yawär waqi' ramaj ronojel ri taq aq'a'. Wi majun awaran ta yatikïr natïj jun aq'om q'ayïs nuya' waran. Chwäch re k'ayewal re' janila k'o ruchuq'a' ri valeriana. La k'o chi natïj chwäch yakotz'e' po chuqa' k'o chi nanataj chi man nsamäj ta ch'anin; k'o chi natojtob'ej k'in jub'a' ka'i' wuq'ij. Ri eya', ri kotz'i'j aq'om, chuqa' ri culantro nkiya' jub'a' ri waran, chuqa' nkik'achojsaj jub'a' ri mayoj.

Chuqa' wi man kan ta naqüm ri ya', xtuya' pe janila ri ruq'axomal ri wi'aj. Roma ri', k'o chi natïj waqxaqi' xara' ri ya' q'ij q'ij. Chuqa' man yatikïr ta natïj ri kape o ri tza'm, roma ri ka'i' nkichaqijsaj ri chi'aj chuqa' nkib'än chi man yatikïr ta yawär ütz. Kan qitzij e itzel ri kape chuqa' ri tza'm chwäch ri ruq'axomal ri wi'aj. Jujun b'ey chuqa' k'o ritzelal ri kaxlan kab', ri kexu', ri xnakät, ri kaxlan paq', ri q'utu'l, chuqa' ri taq tzäy ti'ij achi'el ri salchicha.

Taq npe ri q'axomäl wi yatuxlan o yawär jub'a' k'o b'ey yatikïr nawelesaj ri q'axomäl. Chuqa' jantape' k'o rutzil ri kotz'i'j aq'om, ri kaxlan ixk'ij, chuqa' ri b'oyx chwäch ri ka'i' ruwach ri q'axomäl. Rik'in ri ruka'n ruwäch k'o chi nawetamaj chi k'ayew ntane' ri q'axomäl taq petenäq. Po chwäch nq'axon janila tikirel ntane' jub'a' wi nakusaj re taq aq'omab'äl re'. K'a ri taq nana' chi xtpe ri q'axomäl k'o chi nab'ey naqüm jun mama' kape (ri kape k'o ritzelal chwäch ri yab'il

147

wi jumül naqüm po wi naqüm xaxe rik'in ri q'axomäl k'o rutzil), k'a ri natz'apij ri warab'äl (roma k'o ritzelal ri q'ij chwäch ri yab'il) ke ri yakotz'e' jub'a'. Wi ke ri nab'än k'ïy b'ey yatikïr naqupij ri q'axomäl.

K'AYEWAL

K'atzinel nawetamaj k'o b'ey nq'axon ri wi'aj roma jun chik yab'il achi'el jun q'aynäq eyaj. K'o b'ey (man e k'ïy ta) ri q'axomäl jun retal ri ritzelal jun nïm yab'il, achi'el jun sipojïk chupam ri tzatzq'or. Wi nana' jun nïm q'axomäl ka te petenäq (achi'el majun b'ey kan xana' junam ri q'axomäl) k'o chi yatzijon rik'in jun aq'omanel roma tikirel la tzaqo'n ri kik'. Chuqa' wi janila nya'on pe ri q'axomäl taq nimaq'a' k'a ri yakatäj, wi ninimïr ri q'axomäl q'ij q'ij chupam jujun ik', o wi k'o chuqa' raxtew, tzaqo'n na'oj, o wi nmoyïr o nq'equmatäj ri awäch k'o chi yatzijon rik'in jun aq'omanel.

HAY DOS CLASES COMUNES de dolor de cabeza. Una es provocada por estrés o tensión y es caracterizada por un dolor bilateral y constante que involucra la nuca muchas veces y es asociada con dolores musculares. La otra se llama migraña y es caracterizada por un dolor más fuerte y fluctuante que algunas veces solo afecta a un lado de la cabeza. La migraña también es asociada con náuseas y vómitos y sensibilidad a la luz o los sonidos. Aunque tienen algunos síntomas diferentes, muchos de los remedios para estas dos clases de dolores son iguales. Los factores que pueden provocar los dolores incluyen disturbio del sueño y estrés. También la migraña es provocada muchas veces por la regla, la luz, y algunos tipos de comida.

TRATAMIENTO

El remedio más importante en el tratamiento del dolor de cabeza es evitar las cosas que lo provocan. De esas, la más importante es la falta de sueño. Es muy importante dormir suficientemente, lo cual es por lo menos seis horas cada noche. También si uno no puede dormirse facilmente, debe tomar un remedio medicinal. La planta más fuerte en el tratamiento de insomnio es valeriana, tomada como un té antes de acostarse todas las noches. Es importante acordarse de que la valeriana no funcione inmediatamente y hay que tomarla diariamente por un par de semanas. El té de manzanilla, culantro, o pericón también puede dar sueño y también aliviar la ansiedad o estrés, si esto es parte del problema.

La deshidratación es otra causa del dolor de cabeza, y para evitarla debe tomar por lo menos 8 vasos de agua cada día. También debe evitar café y alcohol, los cuales son deshidratantes y también puede interferir con el sueño o provocar ansiedad. Además del café y alcohol, otras comidas que pueden provocar las migrañas incluyen el azúcar refinado, quesos, nueces, cebollas, chocolate, y carnes muy saladas y procesadas como salchichas.

En el tratamiento de un ataque de dolor, descansar o dormir un poco puede ser muy útil con los dos tipos. En todo caso de dolor de cabeza, la manzanilla, hierbabuena, o sauce puede aliviar el dolor un poco. En el caso de migraña, siempre es más fácil cortar el dolor al iniciarse. Ya cuando duele mucho es más difícil. En estos casos siempre recomendamos que la persona, al sentir que va a venir el dolor, deba tomar una taza de café negro muy fuerte (el café provoca migrañas si se toma siempre, pero es muy útil para aliviar un caso específico del dolor) y acostarse en un cuarto oscuro. Así muchas veces no viene con tanta fuerza el dolor.

PRECAUCCIONES

Es importante recordar que algunas veces el dolor de cabeza es síntoma de otra enfermedad, como una infección de los dientes por ejemplo. También, en muy pocos casos, es síntoma de algo muy grave, como un tumor. Si tiene un dolor sumamente grave (como el peor dolor que se ha sentido en toda su vida) que empieza de repente, puede ser síntoma de un derrame. También dolores por la mañana tan fuertes que uno se despierta; los que empeoran diariamente a través de meses y los asociados con confusión, fiebre, nuca tiesa, o cambios o pérdidas de la vista deben ser consultados por un médico.

Rusipojik ri tzamaj chuqa' ri jolomaj — Sinusitis y rinitis crónica

RUSIPOJIK RI TZAMAJ chuqa' rusipojik ri jolomaj e ka'i' yab'il yalan e junam. Ri nab'ey jun sipojïk chupam ri tzamaj npe jub'a' ma jantape' roma jun poqolaj o chikopil. Ri ruka'n jun sipojïk o jun chikopil chupam ri taq jül chi yek'oje' chupam rub'aqil ri jolomaj chi ruchi' ri tzamaj o ri wachaj. Ri taq retal ri ka'i' yab'il chi ntz'ape' o ntz'ujan ri tzamaj, nel pe ya' o püj chi ri tzamaj o ntz'ujan chi ri qulaj. K'o ojöb' chuqa' nk'aqät ri qulaj, nk'aqät ri tzamaj o jujun b'ey ri wachaj. Nq'axon ri wi'aj janila pa taq nimaq'a' o taq nxule', chuqa' k'o b'ey nel pe jun chüw ruxla'. K'atzinel nawetamaj chi jub'a' ma jantape' man k'o ta rutzil ri antibióticos chwäch ri yab'il, po kan qitzij k'o juley chik aq'omab'äl.

Ruchojmirisaxik

Ri aq'omab'äl yalan k'atzinel k'o chi najiq'aj xaxe' utziläj kaq'ïq' chuqa' k'o chi nawelesaj ronojel ri chikopil chuqa' ri poqolaj chi nkik'äm pe rusipojik chuqa' ritzelal ri yab'il. Roma ri', yalan k'atzinel nachajij awi' chwäch ri sip. Man yatikïr ta yak'oje' akuchi' janila k'o wi ri sip, achi'el ri rute' q'aq' o pa b'ey chi rij ri taq ch'ich'. Man yatikïr ta yasik'an. Ri taq chikopil chi e k'o chupam ri ch'at janila nkik'äm pe ri sipojïk. Roma ri', wi jumül nach'äj ri rutzyäq ri ch'at ütz ok xtana'. Ri mes chuqa' ri tz'i' man yetikïr ta ye'ok pa ri jay roma nkik'äm pe ri tz'il, xtkowïr ri yab'il koma.

K'a ri yalan k'atzinel ri ch'ajch'öj kaq'ïq' po chuqa' k'atzinel nawelesaj ronojel ri poqolaj o tz'il chi nok pe chupam ri tzamaj. K'o chi nab'än jun tzäy ya' rik'in jun nik'aj ti pak'a'ch ri atz'am chupam jun litro ri ya', k'a ri k'o chi nach'äj ri atzam rik'in. Naya' kan janila ri ya' chi ri ka'i' ruchi' ri atzam rik'in jun jeringa o wi man yatikïr ta nawïl ri jeringa yatikïr chöj najiq'aj ri ya' chi ri rupam ri aq'a'. K'o chi nab'än ke ri ka'i' o oxi' b'ey pa jun q'ij, q'ij q'ij stape' nab'ey man ütz ta nana' re aq'omab'äl re'. Re taq ch'ajonïk re' xtkelesaj ronojel ri püj, chikopil chuqa' poqolaj chi k'o chupam ri tzamaj; k'a ri konojel ri yawa'i' nkib'än re aq'omab'äl re' xtkib'ij chi ütz ok nkina' chi ri jujun wuq'ij.

151

Chuqa' yalan k'atzinel naqüm ri ya', achi'el waqxaqi' xara pa jun q'ij. Ruqumik ri ya' nto'on rik'in ri relesaxik ri püj. Chuqa' e k'o jujun q'utu'n nkikowirisaj ritzelal ri yab'il, roma ri' k'o chi yatane' ye'atïj. Re taq q'utu'n re' ri tz'umaj, ri kexu', ri tza'm, ri kaxlan kab', ruk'aj ri kaxlan ixim, ri kape', ri kaxlan ya', chuqa' ri kaxlan paq'. Po kan qitzij k'o chi janila natïj ronojel ri ruwäch che' chuqa' ri ichaj. Yatikïr natïj jun vitamina q'ij q'ij chuqa' roma k'o rutzil, chuqa' ronojel ri ruwäch che' yalan ch'äm achi'el ri limonix o ri xna'j k'o rutzil.

E k'o jujun aq'om q'ayïs chuqa' yalan e ütz chwäch re yab'il re', nkib'än chi man xtpe ta jumül ritzelal. Riri' achi'el ri anx (jujun ka'i' k'a kaji' eyaj pa jun q'ij) o ri kaxlan ixk'ij o kotz'i'j aq'om (jun xara ri ruya'al kaji' b'ey pa jun q'ij). Yatikïr najiq'aj ri ruxla' ri meq'ën ya', roma nub'än chi xtjaqe' ri tzamaj chuqa' chi xtb'uyujïr ruk'aqät. Janila k'o ruchuq'a' ri ruxla' ri meq'ën ya' wi nab'ey naroqowisaj jujun raqän ri eucalipto o ri kaxlan ixk'ij, rija'tz ri culantro, o rij ri limonix o xna'j chupam ri ya'.

K'AYEWAL

E k'ïy ruwäch ri ojöb' man ntane' ta. Ri chawon winaqi' k'ïy b'ey kichajin ri rusipojik ri pamaj, roma ri npe ri ojöb'. K'a ri wi nana' ruk'aqät ri apam o wi nel pe jun k'äy ya' pa achi' k'o chi nasik'ij rutanaj re wuj re' pa ruwi' ri itzel pamaj. Wi nel pe ri kik', wi janila k'o raxtew o k'atän, o wi nqa janila ri awalal k'o chi yatzijon rik'in jun aq'omanel. K'ïy b'ey chuqa' npe ri jumül ojöb' roma rutz'apatajik ri pospo'y. Lala' achi'el jun sipojïk chupam ri pospo'y, janila kichajin ri ak'wala'. K'a ri wi natz'ët ri awak'wal man ntikïr ta njiq'an ütz o wi nxub'an rupospo'y k'o chi yatzijon rik'in jun aq'omanel.

RINITIS Y SINUSITIS son dos enfermedades muy parecidas. Rinitis es una inflamación crónica de la nariz, casi siempre por una alergia. Sinusitis es una infección o inflamación de los huecos ubicados en la calavera alrededor de la nariz y los ojos. Los síntomas de estas enfermedades pueden incluir una nariz tapada o que se gotea frecuente, mocos o pujo que salen de la nariz o que se gotean atrás en la garganta, una tos crónica e irritante, un dolor crónico de la cabeza peor en las mañanas o al agacharse, picazón de los ojos y nariz y mal aliento. Es importante recordar que los antibióticos casi nunca son útiles en el tratamiento de estas enfermedades, y que los remedios más importantes son sencillos e implican cambios de hábitos.

TRATAMIENTO

El remedio más importante en el tratamiento de estas enfermedades es mejorar la calidad del aire que se respira y eliminar los microbios y partículas que provocan las inflamaciones, alergias e infecciones. Por eso, es muy importante evitar respirar humo. Debe evitar estar en una cocina donde hay mucho humo de leña, y cuando sale a la calle hay que protegerse contra el humo de los carros. Si fuma, hay que dejarlo. Los ácaros que viven en la cama muchas veces provocan alergias muy fuertes. Lavar la ropa de la cama frecuentemente puede aliviar este problema. Las máscotas no deben ser permitidas en la casa tampoco, porque muchas veces provocan alergias muy profundas.

Además de prevenir respirar las partículas, otra cosa muy importante es lavar la nariz para sacar aquellas que logran meterse. Para hacer esto, hay que hacer una solución de agua salada con una media cucharada de sal por cada litro de agua. Después, hay que echar una cantidad amplia de agua a los dos lados de la nariz usando una jeringa o, si no se puede encontrar una jeringa, solo aspirarla con la mano. Aunque parece un poco incómodo, hay que siempre tratar de hacerlo dos o tres veces al día. Estas lavadas van a sacar los mocos, pujo, y partículas, y hay muchos pacientes que dicen que se sienten muy aliviados después de unas semanas de cumplir con este tratamiento.

También es importante tomar mucha agua, por lo menos 8 vasos cada día, porque mucha agua puede ayudar aflojar los mocos. También hay que eliminar las comidas que pueden provocar alergias o que contienen muchos hongos, los cuales pueden causar infecciones de la nariz. Estas comidas incluyen: leche y queso, alcohol, azúcar refinado, harina de trigo refinada, café, aguas gaseosas, y maní. En lugar de estas comidas, hay que comer cantidades altas de verduras y frutas frescas. Tomar una vitamina diaria puede ser útil como también comer muchas frutas cítricas como limones y naranjas.

Algunas plantas medicinales que puede ayudar en la prevención de la sinusitis y la rinitis incluyen el ajo, de 2 a 4 dientes cada día, y la manzanilla y hierbabuena, tomadas como un té 4 veces al día. Respirar vapores de agua tibia puede aliviar sequedad de la nariz y destaparla. Estos vapores son más medicinales si primero se hierven algunas ramas de eucalipto o hierbabuena, algunas semillas de culantro, o la cascara de limón o naranja en el agua.

PRECAUCCIONES

Hay muchas formás de tos crónica. En adultos, otra forma muy común es provocada por el reflujo gástrico. Si tiene síntomas de ardor del estómago o un sabor amargo en la boca, debe leer esa parte del libro también. Si se escupa sangre al toser, si tiene fiebre, o si se baja de peso, debe consultar con un médico. Otro tipo de tos crónica viene del asma, que es una enfermedad alérgica también. El asma puede ser peligroso en los niños, y si su niño no puede respirar bien, o si resuenan sus pulmones, debe consultar con un médico.

Rusipojik ri xikinaj —
Inflamación de los oídos

K'O JUN YAB'IL JANILA kichajin ri ak'wala', ja la ri sipojïk chupam ri xikinaj. K'ïy b'ey re' yab'il re' npe roma ri ojöb'. Ri ojöb' npe roma nk'oje' jun chikopil chupam ri qulaj, ri tzamaj, o ri xikinaj. Roma ri' nsipoj chuqa' nq'axon ri xikinaj, chuqa' k'o b'ey ri yawa' nuna' chi ntz'ape' ruxikin. Chwäch ri sipojnäq xikinaj ri k'atzinel nawetamaj chi jub'a' ma jantape' man k'atzinel ta ri itzel aq'om (achi'el ri antibióticos). Xaxe k'atzinel wi janila nq'axon, wi jumül ruchajin ri yab'il ri ak'wal, wi njote' ruk'atanal, o wi nel pe püj. Kan qitzij, wi janila nakusaj ri taq antibióticos nkisök ach'akul, nkik'äm pe k'ïy k'ayewal. Taq nk'achoj ri yab'il, k'o b'ey nkanäj ya' chupam ri xikinaj, roma ri' ri yawa' xtuna' chi ntz'ape ruxikin jujun wuq'ij. Ri e chawon winaqi' chuqa' jujun b'ey kichajin re yab'il re' po man kan ta k'o ruchuq'a' chi kiwäch achi'el chi kiwäch ri ak'wala'.

Ruchojmirisaxik

Taq npe ri rusipojik xikinaj, ri aq'om q'ayïs yalan k'atzinel ri kotz'i'j aq'om. Kan qitzij k'o rutzil chwäch ri ak'wal chuqa' ri chawon winäq. Wi k'o q'axomäl, ri kotz'i'j aq'om ntikïr nk'achojsaj, chuqa' nukamisaj ri chikopil. Wi nq'axon ri pamaj chuqa' ntikïr nto'on. Jeb'ël ruki'il, k'a ri' ntikïr nuqüm ri ruya'al jun ak'wal; k'o chi nuqüm oxi' b'ey chupam ri q'ij rik'in jub'a' ri kab'. Chuqa' k'o rutzil ri alb'akax chuqa' ri kaxlan ixk'ij chwäch ri yab'il roma nkelesaj ri q'axomäl, chuqa' ri alb'akax ntikïr nuqasaj ri k'atän jub'a'. K'o rutzil ri ruxla' ri eucalipto, po k'o chi nanataj chi man yatikïr ta nakusaj chöj ri ruya'al ri eucalipto pa ruwi' rupaläj jun ak'wal, roma janila k'o ruchuq'a', ke ri k'o b'ey ntz'ape' rupospo'y roma.

Rik'in ri yab'il, k'o chi man yetix ta ri taq q'utu'n nkipimirisaj ri ruya'al ri qulaj, roma wi npimïr ri ruya'al ri qulaj janila nya'on pe ri q'axomäl. Ri taq q'utu'n re' ri tz'umaj, ri kexu', ri ruk'äj ri kaxlan ixim, chuqa' ri taq ruya'al yalan ch'äm achi'el ri xna'j. Po man k'atzinel ta chi ntane' ntz'uman ri ne'y.

Wi ri taq aq'omab'äl aq'anij man nkib'än ta ri utzil chwäch ruk'atanal o rusipojik ruxikin ri ak'wal, k'o chi natojtob'ej ri acetominofina . Ri chawon winäq chuqa' ntikïr nutïj ri acetominofina chuqa' ri ruya'al ri b'oyx o ri aspirina. Ri ak'wala' man yetikïr ta nkitïj ri b'oyx o ri aspirina roma k'o kitzelal chi kiwäch.

155

Wi k'o jun rusipojik xikinaj jantape' ntzolin o man nk'achoj ta, k'o chi nanojij jub'a' pa ruwi' ri achike roma. Janila k'o ritzelal ri sïp chwäch re yab'il re'. Roma ri' ri ak'wal jumül ruchajin ri yab'il man ntikïr ta nk'oje' akuchi k'o wi ri rusipil ri si', achi'el chupam ri rute' q'aq'. Chuqa' wi k'o jun chawon winäq nsik'an, k'o chi ntane'.

K'AYEWAL

Ri ak'wala', wi janila kichajin re yab'il re', tikirel nkipo' ki' jub'a' t'oj. Roma ri', wi k'o jun ak'wal jumül nyawäj roma rusipojik ruxikin o wi natz'ët chi man ütz ta nrak'axaj, k'o chi yatzijon rik'in ri aq'omanel. Wi nel pe püj chuqa' k'o chi yatzijon rik'in ri aq'omanel.

UNO DE LAS ENFERMEDADES más comunes en la niñez es la inflamación de los oídos. Muchas veces esta enfermedad es provocada por la gripe o el catarro. Gripe y catarro son infecciones de la garganta, nariz, y oídos causadas por viruses o bacteria. Pueden provocar inflamación y dolor del oído, muchas veces con una sensación de tener el oído tapado. La cosa más importante en cuanto a esta enfermedad es recordar que los antibióticos casi nunca son necesarios. Solo son necesarios en casos de episodios muy graves o recurrentes, fiebre muy alta, o cuando sale pujo del oído. La verdad es que el uso frecuente de antibióticos puede provocar más problemas que curar la inflamación. También es importante recordar que un poco de líquido se puede quedar en el oído después de la infección, así que tener la sensación del oído tapado puede durar unas semanas. Los adultos también pueden padecer de la inflamación de los oídos, pero los síntomas usualmente no son tan fuertes.

TRATAMIENTO

En el tratamiento de un episodio de inflamación de los oídos, la planta más importante es la manzanilla, porque ha sido comprobado en niños. Alivia el dolor asociado con la inflamación, y también tiene propiedades antimicrobiales y calmantes al estómago. También tiene un sabor muy bueno, así que los niños pueden aguantar el té de manzanilla con un poco de azúcar tres veces al día. El té de albahaca o hierbabuena también tiene un rol en el alivio de los síntomas y la albahaca puede ayudar con una fiebre no muy alta. Respirar vapores de eucalipto ofrece alivio también, pero siempre es importante recordar que no se puede aplicar eucalipto directamente a la cabeza de uno niño porque los vapores son muy fuertes y pueden provocar espasmos de los pulmones.

También durante el episodio, debe evitar algunas comidas que causan muchos mocos, porque estos mocos pueden agravar los síntomas. Estas comidas son leche y queso, harina de trigo, y jugos cítricos como naranja. Sin embargo, un niño que está tomando pecho debe seguir haciéndolo.

Para aliviar la fiebre y dolor asociada con la inflamación, si no es aliviada por los remedios arriba, puede usar acetominofina en los niños. Esta medicina es útil en los adultos también, y ellos también pueden probar un té de sauce o aspirina. Los niños no deben tomar sauce ni aspirina, porque son peligrosos en esta edad.

En casos de episodios recurrentes, es importante ver si hay un factor que esta provocándolos. El factor más común es humo. Los niños que sufren de infecciones en los oídos frecuentemente tienen que alejarse de las cocinas y áreas donde se usa leña. Si hay un adulto que fuma y padece de estas infecciones, tiene que dejar fumar.

PRECAUCCIONES

En niños, el peligro de infecciones e inflamaciones crónicas de los oídos es que los pueden dañar. Si su niño padece de infecciones muy crónicas y si nota que no oye bien debe consultar con un médico. Se sale pujo del oído, es síntoma de una infección más fuerte y también debe consultarse con un médico.

SIPOJNÄQ IB'OCH' — VARICES

R I SIPOJNÄQ IB'OCH' jun nïm k'ayewal chi kichin ri ixoqi' koyob'en o e rij chik. Rik'in re' yab'il re' yekos yan ri taq ib'och' chi k'o pa aqanaj, ke ri yesipoj, yenimïr chuqa' nkipo' ki' janila tuq. Wi janila k'a runaj chuqa' yeq'axon o yek'aqät. Roma e kosinäq man yesamäj ta ütz, k'a ri man yetikïr ta nkijotob'a' ri kik', ke ri yesipoj ri aqanaj. E janila itzel ri taq sipojïk wi jumül pa'äl jun winäq o wi ruk'wan ri tzyäq janila latz'. Wi jumül nsipoj ri aqanaj k'o b'ey nchaqi'j ri tz'umal, nub'onij ri' itzel, k'a ri xtupo' ri' jun ch'a'k.

RUCHOJMIRISAXIK

Ri aq'omab'äl janila k'atzinel chi k'o chi naqasaj ri sipojïk. Roma ri' man yatikïr ta yapa'e' jumül chuqa' k'o chi nuxlan ri awaqän aq'anij jun ramaj q'ij q'ij. Chuqa' taq aq'a' yakotz'e' yatikïr naya' jun ch'akät chuxe' ri awaqän. Wi ak'wan ri calcetines yalan e latz' chuqa' xtxule' jub'a' ri sipojïk.

K'o chi nab'än silonïk ronojel q'ij (achi'el k'o chi yab'iyin jun nik'aj ramaj), roma ri silonïk nub'än chi xketikïr xkesamäj ri taq ib'och'. Wi jotöl awalal k'o chi naqasaj roma jumül ri yab'il nkowïr roma ri awalal. Chuqa' k'o chi natïj jumül ri utziläj q'utu'n, achi'el ri ruwäch che', ri ichaj, ri anx, ri xnakät, chuqa' ri jengibre roma re q'utu'n re' ntikïr nuchajij ri atz'umal chuqa' awib'och'il. K'o chi man natïj ta janila ri q'än, ri kape, ri tza'm, chuqa' ri kaxlan kab'.

Ri taq aq'om q'ayïs nkiya' chuluj, achi'el ri rujey kej, eneldo, chuqa' ri rukotz'i'j Jamaika yetikïr nkiqasaj jub'a' ri sipojïk. Röj janila nqakusaj ri rukotz'i'j Jamaica roma majun k'o ta ritzelal chuqa' roma k'o ri vitamina C chupam. Ri vitamina C k'atzinel roma nuchajij ri taq ib'och'. Naya' ri awaqän chupam ri tzäy ya' chuqa' ntikïr nto'on. Wi ri itzel taq ib'och' janila yek'aqät o yeq'axon, yatikïr natojtob'ej naya' pa ruwi' ri ruya'al ri kotz'i'j aq'om o jub'a' ri ruya'al ri tzoli'j. Wi k'a runaj chik ri yab'il k'o chi nachajij ri atz'umal q'ij q'ij rik'in ri tzoli'j o k'in jub'a' jun loción, roma wi man nachajij ta, xtpe ri ch'a'k.

K'AYEWAL

Ri nïm ruk'ayewal ri sipojnäq ib'och' ja la ri taq ch'a'k majun yek'achoj ta. Roma ri', k'o chi nab'än ronojel ri taq aq'omab'äl wawe'. Chuqa' wi k'o jun ti rusokotaxik o ruk'aqatixik k'o chi nachajij janila roma wi manäq k'in jub'a' xtupo'

159

ri jun ch'a'k. Wi k'o jun ch'a'k janila nq'axon o ninimïr o wi nel pe püj o itzel ruxla'
k'o chi yatzijon rik'in jun aq'omanel.

L AS VARICES SON un problema muy común especialmente en mujeres embarazadas o de edad. En esta enfermedad las venas de las piernas se desgastan y se empiezan a hinchar y ponerse gruesas y moradas. En casos avanzados pueden doler o picar. Estas venas desgastadas no son muy competentes, y por eso se queda la sangre en las piernas provocando hinchazones. Estas hinchazones son peores si se para mucho la persona o si lleva ropa muy ceñida. Por la hinchazón crónica, algunas veces se pone muy seca y descolorada la piel hasta que se provoquen llagas.

TRATAMIENTO

El tratamiento más importante es bajar la hinchazón. Debe evitar estar parado por mucho tiempo y tratar de descansar con los pies elevados por lo menos una hora cada día. También al acostarse puede poner una almohada bajo las piernas. Usar calcetines o medias ceñidas también puede prevenir las hinchazones.

Hacer ejercicios cada día, como una media hora de caminar, puede mejorar la circulación y aliviar las hinchazones también. También el sobrepeso contribuye al problema de las varices, así que es recomendable tratar de bajar de peso o hacer una dieta. Es muy importante comer bien, evitando mucha grasa, azúcar refinada, café, y alcohol. Frutas y verduras frescas, ajo, cebolla, y jengibre son productos muy importantes para mantener la salud de las venas y de la piel.

La cola de caballo, eneldo, y rosa de Jamaica son plantas con propiedades diuréticas, y pueden ayudar a aliviar hinchazón. Recomendamos la rosa de Jamaica sobre todo, porque no tiene efectos secundarios y porque contiene mucha vitamina C, que también es importante en el mantenimiento de la salud de las venas. Baños con agua salada también pueden aliviar la hinchazón. Algunas veces las venas más desgastadas pueden picar o arder mucho. En estos casos ayuda ponerse lienzos de agua de manzanilla o un poco de savila. En casos más avanzados recomendamos cuidado de la piel con aplicaciones diarias de savila o una loción para mantenerla suave y prevenir llagas.

PRECAUCCIONES

La complicación más importante de las varices es la formación de llagas crónicas que no se cicatrizan. Para prevenir esto, debe cumplir con todo estos remedios sugeridos. Se tiene una herida o rascado de las piernas, debe vigilarla bien para que no se convierta en llaga. Si tiene una llaga que está creciendo o doliendo mucho o que tiene pujo o mal olor debe consultarse con un médico para hacer un tratamiento más definitivo.

YA' CHI RI PAMAJ — DIARREA INFECCIOSA

RI YA' CHI RI pamaj jun yab'il yalan k'ayew roma e k'o jujun ruwäch chuqa' man e junam ta ri aq'omab'äl. Po yojtikïr nqab'ij chi e ka'i' tanaj ri yab'il yalan q'aläj: ri jun ntane' chuqa' ri jun man ntane' ta. Ri ya' chi ri pamaj xtitane' wi k'o jun chikopil achi'el jun bacteria o jun virus. Ri ya' janila npe k'ïy b'ey pa ri q'ij po jub'a' ma jantape' xtitane' ri yab'il chupam jun wuq'ij. Ri ya' chi ri pamaj man xtane' ta pa jujun wuq'ij o ik' ja la jub'a' ma jantape' jun nïm chikopil (achi'el ri parásito). Nxupuxu' pe ri' ri pamaj, chuqa' k'o q'än chupam ri ya' chi nel pe o jun itzel ruxla'. Ke ri q'aläj chi ri raq'omab'al ri ka'i' tanaj ri yab'il man e junam ta.

RUCHOJMIRISAXIK

Rik'in ri ya' chi ri pamaj, k'o chi jumül nanataj chi jub'a' ma jantape' xtitane' chupam jun wuq'ij chuqa' chi man k'atzinel ta ri aq'om. Stape' e k'ïy nkajo' ri antibióticos, man e k'atzinel ta chuqa' kan qitzij k'o kitzelal wi jumül natïj. Xaxe k'o chi nachajij awi' roma taq janila npe ri ya' xtchaqi'j ri ach'akul. Kich'akul ri ak'wala' chuqa' ri e rij ch'anin xkechaqi'j. Roma ri' yalan k'atzinel naqüm ri chöj ya' chuqa' ri taq ruya'al. Po k'o chi man natïj ta ri kape, ri kaxlan ya', chuqa' ri rutz'um ri wakx roma e yalan itzel chwäch ri pamaj. Wi k'o jun ak'wal ntz'uman k'o chi man ntane' ta. K'ïy b'ey ri ak'wala' e yawa'i' man nkajo' ta yewa' po rere' majun k'ayewal ta, xaxe k'o chi jumül nkitïj ri ya'. Wi nkajo' yewa' jub'a' k'o chi nkitïj ri taq q'utu'n e b'uyül achi'el ri saq'ul, ri arox, ri is, ri ixim chuqa' ri kaxlan ixim roma re taq q'utu'n re' yetikïr nkik'achojirisaj jub'a' ri ya'. Ri ruya'al ri kotz'i'j aq'om yalan ütz chwäch ri yab'il roma nrelesaj ri q'axomäl. Chuqa' yalan ütz ri kotz'i'j aq'om chwäch ri ak'wala'. Chuqa' k'o rutzil ri alb'akax, ri culantro, ri eneldo, chuqa'ri kaxlan ixk'ij.

Wi man ntane' ta ri ya' k'a ri jalajoj ri aq'omab'äl. K'ïy b'ey man ntane' ta roma jun nïm chikopil. Ruk'ayewal ri ya' man ntane' ta chi jumül nq'axon ri pamaj o k'in jub'a' ntzaq ralal ri winäq. Man kan ta k'o ruchaqijal roma ri ya' man npe ta jumül. E k'ïy ri aq'om q'ayïs xekusäx ojer kan rik'in ri yab'il re' po e k'ïy chuqa' nïm kitzelal. Roma ri' röj xaxe nqakusaj ka'i': ri sik'ij rik'in ri ak'wala' chuqa' ri xaqixaq rik'in ri e chawon. K'o ruchuq'a' ri xaqixaq chwäch ri sik'ij po roma itzel ruki'il chuqa' nïm ritzelal man nqakusaj ta kik'in ri ak'wala'. Chuqa' k'o chi nawetamaj chi k'ïy b'ey rik'in ri ya' man ntane' ta xtk'atzin jun kaxlan aq'om.

K'AYEWAL

Ruchaqijal ri ch'akulaj jun nïm k'ayewal rik'in re yab'il re'. Roma ri' wi k'o jun ak'wal o jun rij ruchajin ri yab'il po man ntikïr ta nqumun janila o nusäch ronojel ruchuq'a' ja la ri retal ruchaqijal, k'a ri k'o chi yatzijon rik'in jun aq'omanel. Chuqa' wi nel pe kik' o püj chupam ri ya' k'in jub'a' xtk'atzin jun antibiótico. K'ïy b'ey wi man ntane' ta ri ya' chuqa' nk'atzin jun kaxlan aq'om. Roma ri' wi xatojtob'ej ronojel ri taq aq'omab'äl wawe' po majun xtane' ta ri ya' k'o chi yatzijon rik'in jun aq'omanel. K'ïy b'ey chuqa' ri ya' man ntane' ta ri retal jun chik yab'il. K'a ri wi xatojtob'ej ri aq'om chi xrelesaj ri chikopil po man xk'achoj ta k'o chi yatzijon rik'in jun aq'omanel.

L A DIARREA ES UNA enfermedad bastante complicada, porque hay varios tipos y los tratamientos son diferentes. Es útil clasificarla como diarrea aguda o diarrea crónica. La diarrea aguda es causada por varias bacterias y viruses. Los asientos son aguados y pueden ser muy fuertes pero casi siempre duran solo una semana o menos. La diarrea crónica que dura más de un par de semanas es más común en infecciones intestinales causadas por parásitos. Muchas veces hay embotación o gases, y los asientos pueden ser grasientos y tienen un olor muy feo. Obviamente, el tratamiento de estas dos clases de diarrea es diferente.

TRATAMIENTO

En casos de diarrea aguda, lo más importante es recordar que casi siempre se pasa en una semana sin tomar medicina. Es muy común tomar antibióticos, pero esto casi nunca es necesario y la toma frecuente de antibióticos puede causar daños. En un caso de diarrea aguda casi el único peligro es que la persona enferma se deshidrate. El peligro de deshidratación es particularmente importante en niños y personas ancianas. El remedio más importante es tomar mucha agua, jugos, y sopas para evitarla. Debe evitar líquidos fuertes como café, leche de vaca, y aguas gaseosas. Los niños que todavía están tomando pecho deben seguir así. Muchas veces niños que padecen de asientos no tienen mucho hambre, pero esto es normal y tomar muchos líquidos es muy importante. Si tienen un poco de hambre, las comidas más recomendables son bananos, arroz, papas, galletas, y cereales porque estas comidas pueden ayudar a disminuir la cantidad de asientos. El té de manzanilla es muy útil en casos de diarrea aguda, porque puede aliviar el dolor y los retortijones. Su uso en niños también es seguro y ha sido comprobado. Otras plantas que también pueden ser útil son la albahaca, el culantro, la hierbabuena, y el eneldo.

El tratamiento de diarrea crónica es diferente. En muchos casos es causada por parásitos como amebas. El problema con la diarrea crónica no es tanto la deshidratación, porque la cantidad de asientos casi siempre es menos. Sin embargo, los dolores crónicos y, particularmente en niños, la desnutrición es una preocupación. Hay muchas plantas medicinales que son usadas tradicionalmente en el tratamiento de diarrea crónica, pero muchos, como la ruda, son tóxicas. Por eso, solo recomendamos dos plantas: apaste en niños y ajenjo en adultos. El ajenjo es más fuerte pero tiene un sabor feo y también tiene más efectos secundarios; por eso solo lo usamos en adultos. De todos modos es importante recordar que muchos casos de diarrea crónica requieren medicinas químicas.

PRECAUCCIONES

La deshidratación es un problema muy grave en casos de diarrea aguda muy fuerte. Si un niño o anciano con asientos no toma muchos líquidos, o si empieza a ponerse muy débil o sin fuerza, está en peligro de deshidratación y debe consultar con un médico. También si los asientos tienen sangre o muchos mocos, o si hay mucha fiebre o calambres, esto es síntoma de un caso más grave que quizás requiera antibióticos. En casos de diarrea crónica, muchas veces se requiere de una medicina química. Por eso si no se cura con los remedios naturales sugeridos, o si hay falta de apetito crónica o si se baja el peso, debe consultarse con un médico. Hay muchos tipos de diarrea crónica que no son infecciosas, y si su diarrea no se cura después de un tratamiento para eliminar infecciones, tiene que consultar con un médico.

BIBLIOGRAFÍA

Aertgeerts P, Albring M, Klaschka F, Nasemann T, Patzelt-Wenczler R, Rauhut K, Weigl B (1985). Vergleichende Prüfung von Kamillosan Creme gegenüber steroidalen (0,25 Bufexamac) Externa in der Erhaltungstherapie von Ekzemerkrankungen. Z Hautkr 60:270–277.

Agrawal P, Rai V, Singh R (1996). Randomized placebo-controlled, single blind trial of holy basil leaves in patients with noninsulin-dependent diabetes mellitus. Int J Clin Pharmacol Ther 34:406–409.

Ajay M, Chai H, Mustafa A, Gilani A, Mustafa M (2007). Mechanisms of the anti-hypertensive effect of *Hibiscus sabdariffa* L. calyces. J Ethnopharmacol 109:388–393.

Al-Said M, Al-Khamis K, Islam M, Parmar N, Tariq M, Ageel A (1987). Post-coital antifertility activity of the seeds of *Coriandrum sativum* in rats. J Ethnopharmacol 21:165–173.

Ali B, Al Wabel N, Blunden G (2005). Phytochemical, pharmacological and toxicological aspects of *Hibiscus sabdariffa* L.: a review. Phytother Res 67:369–375.

Alkofahi A, Atta A (1998). Pharmacological screening of the anti-ulcerogenic effects of some Jordanian medicinal plants in rats. J Ethnopharmacol 67:341–345.

Altman R, Marcussen K (2001). Effects of a ginger extract on knee pain in patients with osteoarthritis. Arthritis Rheum 44:2531–2538.

Andrade-Cetto A, Heinrich M (2005). Mexican plants with hypoglycaemic effect used in the treatment of diabetes. J Ethnopharmacol 99:325–348.

Appel L, Moore T, Obarzanek E, Vollmer W, Svetkey L, Sacks F, Bray G, et al (1997). A clinical trial of the effects of dietary patterns on blood pressure. N Engl J Med 336:1117–1124.

Arakawa K (1996). Effect of exercise on hypertension and associated complications. Hypertens Res 19:S87–S91.

Avato P, Raffo F, Guglielmi G, Vitali C, Rosato A (2004). Extracts from St John's Wort and their antimicrobial activity. Phytother Res 18:230–232.

Avorn J, Monane M, Gurwitz H, Glynn R, Choodnovskiy I, Lipsitz L (1994). Reduction of bacteriuria and pyuria after ingestion of cranberry juice. JAMA 271:751–754.

Banta C (1994). A prospective, nonrandomized study of iontophoresis, wrist splinting, and antiinflammatory medication in the treatment of early-mild carpal tunnel syndrome. J Occup Med 36:166–168.

Bent S, Padula M, Moore D, Patterson M, Mehling W (2006). Valerian for sleep: A systematic review and meta-analysis. Am J Med 119:1005–1012.

Beppu H, Shimpo K, Chihara T, Kaneko T, Tamai I, Yamaji S, Ozaki S, et al (2006). Antidiabetic effects of dietary administration of *Aloe arborescens* Miller components on multiple low-dose streptozotocin-induced diabetes in mice: Investigation on hypoglycemic action and systemic absorption dynamics of aloe components. J Ethnopharmacol 103:468–477.

Berahou A, Auhmani A, Fdil N, Benharref A, Jana M, Gadhi C (2007). Antibacterial activity of *Quercus ilex* bark's extracts. J Ethnopharmacol 112:426–429.

Bhandari U, Kanojia R, Pillai K (2005). Effect of ethanolic extract of *Zingiber officinale* on dyslipidaemia in diabetic rats. J Ethnopharmacol 97:227–230.

Block K, Gyllenhaal C, Mead M (2004). Safety and efficacy of herbal sedatives in cancer care. Integr Cancer Ther 3:128–148.

Bogaards M, ter Kuile M (1994). Treatment of recurrent tension headache: A meta-analytic review. Clin J Pain 10:174–190.

Borges L, Carmo J, Peters V, Las Casas L, Guerra M (2005). Evaluation of *Hypericum perforatum* toxicity when administered to pregnant rats. Rev Assoc Med Bras 51:206–208.

Borrelli F, Capasso R, Aviello G, Pittler M, Izzo A (2005). Effectiveness and safety of ginger in the treatment of pregnancy-induced nausea and vomiting. Obstet Gynecol 105:849–856.

Bunyapraphatsara N, Yongchaiyudha S, Rungpitarangsi V, Chokechaijaroenporn O (1996). Antidiabetic activity of *Aloe vera* L. juice II. Clinical trial in diabetes mellitus patients in combination with glibenclamide. Phytomed 3:245–248.

Burrow A, Eccles R, Jones A (1983). The effects of camphor, eucalyptus, and menthol vapour on nasal resistance to airflow and nasal sensation. Acta Otolaryngol 96:157–161.

Cáceres A, Girón L, Alvarado S, Torres M (1987). Screening of antimicrobial activity of plants popularly used in Guatemala for the treatment of dermatomucosal diseases. J Ethnopharmacol 20:223–237.

Calzada F, Yépez-Mulia L, Aguilar A (2006). In vitro susceptibility of *Entamoeba histolytica* and *Giardia lamblia* to plants used in Mexican traditional medicine for the treatment of gastrointestinal disorders. J Ethnopharmacol 108:367–370.

Carai M, Agabio R, Bombardelli E, Bourov I, Gessa G, Lobina C, Morazzoni P, et al (2000). Potential use of medicinal plants in the treatment of alcoholism. Fitoterapia 71:S38–42.

Charlson M, McFerren M (2007). Garlic: What we know and what we don't know. Arch Int Med 167:325–326.

Chiasson H, Bélanger A, Bostanian N, Vincent C, Poliquin A (2001). Acaricidal properties of *Artemisia absinthium* and *Tanacetum vulgare* (Asteraceae) essential oils obtained by three methods of extraction. J Econ Entomol 94:167–171.

Chrubasik S, Eisenberg E, Balan E, Weinberger T, Luzzati R, Conradt C (2000). Treatment of low back pain exacerbations with willow bark extract: a randomized double blind study. Am J Med 109:9–14.

Corletto F (1999). Terapia dell'osteoporosi climaterica con estratto titolato di Equiseto piu calcio (OSTEOSIL Calcium): studio in doppio cieco, randomizzato. Min. Ortop. Reumatol 50:201–206.

Davie S, Gould B, Yudkin J (1992). Effect of vitamin C on glycosylation of proteins. Diabetes 41:167–173.

Del Mar C, Glasziou P, Hayem M (1997). Are antibiotics indicated as initial treatment for children with acute otitis media? A meta-analysis. BMJ 314:1526–1529.

Delaquis P, Stanich K, Girard B, Mazza G (2002). Antimicrobial activity of individual and mixed fractions of dill, cilantro, coriander and eucalyptus essential oils. Int J Food Microbiol 74:101–109.

Dharmani P, Kuchibhotla V, Maurya R, Srivastava S, Sharma S, Palit G (2004). Evaluation of anti-ulcerogenic and ulcer-healing properties of *Ocimum sanctum* Linn. J Ethnopharmacol 93:197–206.

Dugoua J, Mills E, Perri D, Koren G (2006). Safety and efficacy of St. John's wort (hypericum) during pregnancy and lactation. Can J Clin Pharmacol 13:268–276.

Eguale T, Tilahun G, Debella A, Feleke A, Makonnen E (2007). In vitro and in vivo antihelminthic activity of crude extracts of *Coriandrum sativum* against *Haemonchus contortus*. J Ethnopharmacol 110:428–433.

Emamghoreishi M, Aazam MKM (2005). *Coriandrum sativum*: Evaluation of its anxiolytic effect in the elevated plus-maze. J Ethnopharmacol 36:365–370.

Ernst E, Pittler M (2000). Efficacy of ginger for nausea and vomiting: A systematic review of randomized clinical trials. B J Anaesth 84:367–371.

Fleischauer A, Arab L (2001). Garlic and cancer: A critical review of the epidemiologic literature. J Nutr 131:S1032–S1040.

Freixa B, Vila R, Vargas L, Lozano N, Adzet T, Canigueral S (1998). Screening for antifungal activity of nineteen Latin American plants. Phytother Res 12:427–430.

Gandhi M, Lal R, Sankaranarayanan A, Sharma P (1991). Post-coital antifertility action of *Ruta graveolens* in female rats and hamsters. J Ethnopharmacol 34:49–59.

Göbel H, Schmidt G, Soyka D (1994). Effect of peppermint and eucalyptus oil preparations on neurophysiological and experimental algesimetric headache parameters. Cephalalgia 14:228–234.

Grigoleit H, Grigoleit P (2005). Peppermint oil in irritable bowel syndrome. Phytomed 12:601–606.

Guarrera P (1999). Traditional antihelminthic, antiparasitic and repellent uses of plants in Central Italy. J Ethnopharmacol 68:183–192.

Güllüce M, Adigüzel A, Oğütçü H, Sengül M, Karaman I, Sahin F (2004). Antimicrobial effects of *Quercus ilex* L. extract. Phytother Res 18:208–211.

Günaydin K, Savci S (2005). Phytochemical studies on *Ruta chalepensis* (Lam.) Lamarck. Nat Prod Res 19:203–210.

Hadis M, Lulu M, Mekonnen Y, Asfaw T (2003). Field trials on the repellent activity of four plant products against mainly Mansonia population in western Ethiopia. Phytother Res 17:202–205.

Hadly S, Petry J (2003). Valerian. Am Fam Phys 67:1755–1758.

Heliövaara M, Aho K, Knekt P, Impivaara O, Reumanen A, Aromaa A (2000). Coffee consumption, rheumatoid factor, and the risk of rheumatoid arthritis. Ann Rheum Dis 59:631–635.

Henderson J, Evans E, McIntosh R (1952). The antithiamine action of Equisetum. J Amer Vet Med Assoc 120:375–378.

Heron A, Yarnell E (1999). Treating parasitic infections with botanical medicines. Altern Complement Ther 8:214–224.

Herrera-Arellano A, Flores-Romero S, Chávez-Soto M, Tortoriello J (2004). Effectiveness and tolerability of a standardized extract from *Hibiscus sabdariffa* in patients with mild to moderate hypertension: a controlled and randomized clinical trial. Phytomed 11:375–382.

Heskel N, Amon R, Storrs F, White C (1983). Phytophotodermatitis due to *Ruta graveolens*. Contact Dermatitis 9:278–280.

Hilton E, Isenberg H, Alperstein P, France K, Borenstein M (1992). Ingestion of yogurt containing *Lactobacillus acidophilus* as prophylaxis for candidal vaginitis. Ann Intern Med 116:353–357.

Hirunpanich V, Utaipat A, Morales N, Bunyapraphatsara N, Sato H, Herunsale A, Suthisisang C (2006). Hypocholesterolemic and antioxidant effects of aqueous extracts from the dried calyx of *Hibiscus sabdariffa* L. in hypercholesterolemic rats. J Ethnopharmacol 103:252–260.

Holroyd K, Penzien D (1990). Pharmacological versus non-pharmacological prophylaxis of recurrent migraine headache: A meta-analytic review of clinical trials. Pain 42:1–13.

Hosseinzadeh H, Karimi G, Ameri M (2002). Effects of *Anethum graveolens* L. seed extracts on experimental gastric irritation models in mice. BMC Pharmacol 2:21–25.

Jain A, Vargas R, Gotzkowsky S, McMahon F (1993). Can garlic reduce levels of serum lipids? A controlled clinical study. Am J Med 94:632–635.

Johnson W, Carr-Nangle R, Bergeron K (1995). Macronutrient intake, eating habits, and exercise as moderators of menstrual distress in healthy women. Psychosom Med 57:324–330.

Josling P (2001). Preventing the common cold with a garlic supplement: A double blind, placebo-controlled survey. Adv Ther 18:189–193.

Khattak S, Gilani S, Ikram M (1985). Antipyretic studies on some indigenous Pakistani medicinal plants. J Ethnopharmacol 14:45–51.

Kishore N, Chansouria J, Dubey N (1996). Antidermatophytic action of the essential oil of *Chenopodium ambrosioides* and an ointment prepared from it. Phytotherapy Res 10:453–455.

Kliks M (1985). Studies on the traditional herbal antihelminthic *Chenopodium ambrosioides* L.: Ethnopharmacological evaluation and clinical fields trials. Soc Sci Med 21:879–886.

Kordali S, Kotan R, Mavi A, Cakir A, Ala A, Yildirim A (2005). Determination of the chemical composition and antioxidant activity of the essential oil of *Artemisia dracunculus* and of the antifungal and antibacterial activities of Turkish *Artemisia absinthium*, *A. dracunculus*, *Artemisia santonicum*, and *Artemisia spicigera* essential oils. J Agric Food Chem 53:9452–9458.

Krüth P, Brosi E, Fux R, Mörike K, Gleiter C (2004). Ginger-associated overanticoagulation by phenprocoumon. Ann Pharmacother 38:257–260.

Lantz R, Chen G, Sarihan M, Sólyom A, Jolad S, Timmermann B (2007). The effect of extracts from ginger rhizome on inflammatory mediator production. Phytomed 14:123–128.

Lawvere S, Mahoney M (2005). St. John's Wort. Am Fam Phys 72:2249–2254.

Leitzmann M, Willett W, Rimm E, Stampfer M, Spiegelman D, Colditz G, Giovannucci E (1999). A prospective study of coffee consumption and the risk of symptomatic gallstone disease in men. JAMA 281:2106–2112.

Llenderrozos H (2004). Urinary tract infections: management rationale for uncomplicated cystitis. Clin Fam Pract 6:157–170.

Lo Cantore P, Iacobellis N, De Marco A, Capasso F, Senatore F (2004). Antibacterial activity of *Coriandrum sativum* L. and *Foeniculum vulgare* Miller Var. *vulgare* (Miller) essential oils. J Agric Food Chem 52:7862–7866.

MacDonald D, VanCrey K, Harrison P, Rangachari P, Rosenfeld J, Warren C, Sorger G (2004). Ascaridole-less infusions of Chenopodium ambrosioides contain a nematocide(s) that is (are) not toxic to mammalian smooth muscle. J Ethnopharmacol 92:215–221.

Madeira S, Matos F, Leal-Cardoso J, Criddle D (2002). Relaxant effects of the essential oil of *Ocimum gratissimum* on isolated ileum of the guinea pig. J Ethnopharmacol 81:1–4.

Mahran G, El-Fishawy A, Hosny A, Hilal A (1991). Phytochemical and antimicrobial study of *Jacaranda mimosaefolia* D. Don grown in Egypt. Herba Hungarica 30:98–104.

Mahran G, Kadry H, Isaac Z, Thabet C, Al-Azizi M, El-Olemy M (2006). Investigation of diuretic drug plants. 1. Phytochemical screening and pharmacological evaluation of *Anethum graveolens* L., *Apium graveolens* L., *Daucus carota* L. and *Eruca sativa* mill. Phytother Res 5:169–172.

Makonnen E, Debella A, Zerihun L, Abebe D, Teka F (2003). Antipyretic properties of the aqueous and ethanol extract of the leave of *Ocimum suave* and *Ocimum lamiifolium* in mice. J Ethnopharmacol 88:85–91.

Martin K, Ernst E (2003). Herbal medicines for treatment of bacterial infections: A review of controlled clinical trials. J Antimicrob Chemother 51:241–246.

Mazokopakis E, Vrentzos G, Papadakis J, Babalis D, Ganotakis E (2003). Wild chamomile (*Matricaria recutita* L.) mouthwashes in methotrexate-induced oral mucositis. Phytomedicine 12:25–27.

McAlindon T, LaValley M, Gulin J, Felson D (2000). Glucosamine and chondroitin for treatment of osteoarthritis: A systemic quality assessment and meta-analysis. JAMA 283:1469–1475.

McDonald T (1999). Evidence on the carcinogenicity of Estragole.

McKay D, Blumberg J (2006). A review of the bioactivity and potential health benefits of chamomile tea (*Matricaria recutita* L.). Phytother Res 20:519–530.

Mendiola J, Bosa M, Perez N, Hernandez H, Torres D (1991). Extracts of *Artemisia abrotanum* and *Artemisia absinthium* inhibit growth of *Naegleria fowleri* in vitro. Trans R Soc Trop Med Hyg 85:78–79.

Monsefi M, Ghasemi M, Bahaoddini A (2006). The effects of *Anethum graveolens* L. on female reproductive system. Phytother Res 20:865–868.

Mossad S (1998). Treatment of the common cold. BMJ 317:33–36.

Mustafa T, Srivastava K (1990). Ginger (*Zingiber officinale*) in migraine headache. J Ethnopharamacol 29:267–273.

Muto T, Watanabe T, Okamura M, Moto M, Kashida Y, Mitsumori K (2003). Thirteen-week repeated dose toxicity study of wormwood (*Artemisia absinthium*) extract in rats. J Toxicol Sci 28:471–478.

Neubauer D (2005). Insomnia. Prim Care 32:375–388.

Nicasio P, Meckes M (2005). Hypotensive effects of the hydroalcoholic extract from *Jacaranda mimosaefolia* leaves in rats. J Ethnopharmacol 97:301–304.

Ojewole J (2006). Analgesic, antiinflammatory and hypoglycaemic effects of ethanol extract of *Zingiber officinale* (Roscoe) rhizomes (Zingiberaceae) in mice and rats. Phytother Res 20:764–772.

Oumzil H, Ghoulami S, Rhajaoui M, Ilidrissi A, Fkih-Tetouani S, Faid M, Benjouad A (2002). Antibacterial and antifungal activity of essential oils of *Menta suaveolens*. Phytother Res 16:727–731.

Panconesi E, Hautmann G (1996). Psychophysiology of stress in dermatology: The psychobiologic pattern of psychosomatics. Dermatol Clin 14:399–421.

Passero L, Castro A, Tomokane T, Kato M, Paulinetti T, Corbett C, Laurenti M (2007). Anti-leishmania activity of semi-purified fraction of *Jacaranda puberula* leaves. Parasitol Res 101:677–680.

Patzelt-Wenczler R, Ponce-Pöschl R (2000). Proof of efficacy of Kamillosan®cream in atopic eczema. Eur J Med Res 5:171–175.

Paulsen E, Korsholm L, Brandrup F (2005). A double-blind, placebo-controlled study of a commercial *Aloe vera* gel in the treatment of slight to moderate psoriasis vulgaris. J Eur Acad Dermatol Venereol 19(3):326–331.

Ponikau J, Sherris D, Homburger H, Frigas E, Gaffey T, Roberts G, Kern E (1999). The diagnosis and incidence of allergic fungal sinusitis. Mayo Clin Proc 74:877–884.

Radulović N, Stojanović G, Palić R (2006). Composition and antimicrobial activity of *Equisetum arvense* L. essential oil. Phytother Res 20:85–88.

Revilla M, Andrade-Cetto A, Islas S, Wiedenfeld H (2002). Hypoglycemic effect of *Equisetum myriochaetum* aerial parts on type 2 diabetic patients. J Ethnopharmacol 81:117–120.

Reynolds T, Dweck A (1999). *Aloe vera* leaf gel: a review update. J Ethnopharmacol 68:3–37.

Ricci G, Patrizi A, Specchia F, Menna L, Bottau P, D'Angelo V, Masi M (2000). Effect of house dust mite avoidance measures in children with atopic dermatitis. Br J Dermatol 143:379–384.

Rodriguez J, Pacheco P, Razmilic I, Loyola J, Schmeda-Hirschmann G, Theoduloz C (2004). Hypotensive and diuretic effect of *Equisetum bogotense* and *Fuschia magellanica* and micropropagation of *E. bogotense*. Phytother Res 8:157–160.

Sachdewa A, Khemani L (2003). Effect of *Hibiscus rosa sinensis* Linn. ethanol flower extract on blood glucose and lipid profile in streptozotocin induced diabetes in rats. J Ethnopharm 89:61–66.

Samuelsen A (2000). The traditional uses, chemical constituents and biological activities of Plantago major L. A review. J Ethnopharmacol 71:1–21.

Sánchez-Mateo C, Bonkanka C, Hernández-Pérez M, Rabanal R (2006). Evaluation of the analgesic and topical anti-inflammatory effects of *Hypericum reflexum* L. fil. J Ethnopharmacol 107:1–6.

Sartorelli P, Marquioreto A, Amaral-Baroli A, Lima M, Moreno P (2007). Chemical composition and antimicrobial activity of the essential oils from two species of eucalyptus. Phytother Res 21:231–233.

Sateia M, Pigeon W (2004). Identification and management of insomnia. Med Clin N Am 88:567–596.

Savino F, Cresi F, Castagno E, Silvestro L, Oggero R (2005). A randomized double-blind placebo-controlled trial of a standardized extract of *Matricariae recutita*, *Foeniculum vulgare* and *Melissa officinalis* (ColiMil) in the treatmentof breast fed colicky infants. Phytother Res 19:335–340.

Schempp C, Windeck T, Hezel S, Simon J (2003). Topical treatment of atopic dermatitis with St. John's wort cream—a randomized, placebo controlled, double blind half-side comparison. Phytomed 10:S31–37.

Schmid B, Lüdtke R, Selbmann H, Kötter I, Tschirdewahn B, Schaffer W, Heide L (2001). Efficacy and tolerability of a standardized willow bark extract in patients with osteoarthritis: Randomized placebo-controlled, double blind clinical trial. Phytother Res 15:344–350.

Semble E, Loeser R, Wise C (1990). Therapeutic exercise for rheumatoid arthritis and osteoarthritis. Semin Arthritis Rheum 20:32–40.

Setty A, Sigal L (2005). Herbal medications commonly used in the practice of rheumatology: Mechanisms of action, efficacy, and side effects. Semin Arthritis Rheum 34:773–784.

Sharma K, Gupta R, Gupta S, Samuel K (1977). Antihyperglycemic effect of onion: Effect on fasting blood sugar and induced hyperglycemia in man. Ind J Med Res 65:422–429.

Sherry E, Boeck H, Warnke P (2001). Topical application of a new formulatioin of eucalyptus oil phytochemical clears methicillin-resistant *Staphylococcus aureas* infection. Am J Infect Cont 29:346.

Sherry E, Warnke P (2004). Successful use of an inhalational phytochemical to treat pulmonary tuberculosis: A case report. Phytomed 11:95–97.

Sicherer S, Sampson H (1999). Food hypersensitivity and atopic dermatitis: Pathophysiology, epidemiology, diagnosis, and management. J Allergy Clin Immunol 104:S114–S122.

Silagy C, Neil H (1994). A meta-analysis of the effect of garlic on blood pressure. J Hypertens 12:463–468.

Silva J, Abebe W, Sousa S, Duarte V, Machado M, Matos F (2003). Analgesis and anti-inflammatory effects of essential oils of eucalyptus. J Ethnopharmacol 89:277–283.

Simon J, Grady D, Snabes M, Fong J, Hunninghake D (1998). Ascorbic acid supplement use and the prevalence of gallbladder disease. J Clin Epidemiol 51:257–265.

Sonnenberg A, El-Serag H (1999). Clinical epidemiology and natural history of gastroesophageal reflux disease. Yale J Biol Med 72:81–92.

Spooner G, Desai H, Angel J, Reeder B, Donat J (1993). Using pyridoxine to treat carpal tunnel syndrome. Randomized control trial. Can Fam Physician 39:2122–2127.

Srivastava K, Mustafa T (1989). Ginger (*Zingiber officinale*) and rheumatic disorders. Med Hypotheses 29:25–28.

Stevinson C, Ernst E (2000). A pilot study of *Hypericum perforatum* for the treatment of premenstrual syndrome. Brit J of Obstet and Gynaecol 107:870–876.

Suciu G, Hodişan V, Ban I, Chiorean V, Pop D (1988). Pharmaceutical preparations from plant products employed in stomatologic diseases. Rev Chir Oncol Radiol ORL Oftlmol Stomatol Ser Stomatol 35:191–194.

Thys-Jacobs S, Starkey P, Bernstein D, Tian J (1998). Calcium carbonate and the premenstrual syndrome: Effects on premenstrual and menstrual symptoms. Am J Obstet Gynecol 179:444–452.

Tomooka L, Murphy C, Davidson T (2000). Clinical study and literature review of nasal irrigation. Laryngoscope 110:1189–1193.

Torrado S, Torrado S, Agis A, Jimenez M, Cadórniga R (1995). Effect of dissolution profile and (-)-alpha-bisabolol on the gastrotoxicity of acetylsalicylic acid. Pharmazie 50:141–143.

Tovey E, McDonald L (1997). Clinical aspects of allergic disease: A simple washing procedure with eucalyptus oil for controlling house dust mites and their allergens in clothing and bedding. J Allergy Clin Immunol 100:464–467.

Vejdani R, Shalmani H, Mir-Fattahi M, Sajed-Nia F, Abdollahi M, Zali M, Alizadeh A, et al (2006). The efficacy of an herbal medicine, Carmint, on the relief of abdominal pain and bloating in patients with irritable bowel syndrome: a pilot study. Dig Dis Sci 51:1501–1507.

Velasco-Lezama R, Tapia-Alguilar R, Román-Ramos R, Vega-Avila E, Pérez-Gutiérrez M (2006). Effect of *Plantago major* on cell proliferation in vitro. J Ethnopharmacol 103:36–42.

Velázquez C, Calzada F, Torres J, González F, Ceballos G (2006). Antisecretory activity of plants use to treat gastrointestinal disorders in Mexico. J Ethnopharmacol 103:66–70.

Viola H, Wasowski C, Levi de Stein M, Wolfman C, Silveira R, Dajas F, Medina J, et al (1995). Apigenin, a component of *Matricaria recutita* flowers, is a central benzodiazepine receptors-ligand with anxiolytic effects. Planta Med 61:213–216.

Vogler B, Ernst E (1999). *Aloe vera*: A systematic review of its clinical effectiveness. Br J Gen Pract 49:823–828.

Voravuthikunchi S, Lortheeranuwat A, Jeeju W, Sririrak T, Phongpaichit S, Supawita T (2004). Effective medicinal plants against enterohaemorrhagic *Escherichia coli* 0157:H7. J Ethnopharmacol 94:49–54.

Wang H, NG, TB (1999). Natural products with hypoglycemic, hypotensive, hypocholesterolemic, antiatherosclerotic and antithrombotic activities. Life Sci 65(25):2663–2677.

Weniger B, Robledo S, Arango G, Deharo E, Aragón R, Muñoz V, Callapa J, et al (2001). Antiprotozoal activities of Colombian plants. J Ethnopharmacol 78:193–200.

Wyatt K, Dimmock P, Jones P, Shaughn O'Brien P (1999). Efficacy of vitamin B6 in the treatment of premenstrual syndrome: Systematic review. BMJ 318:1375–1381.

Yesilada E, Gurbuz I, Shibata H (1999). Screening of Turkish anti-ulcerogenic folk remedies for anti-*Helicobacter pylori* activity. J Ethnopharmacol 66:289–293.

Yu Z, Wu X (1993). Ultrasonic studies of the effect of artemisia decoction on the volume and dynamics of the gallblader. Chin Med J 106:145–148.

Ziment I, Tashkin D (2000). Alternative medicine for allergy and asthma. J Allergy Clin Immunol 106:603–614.

Índice Kaqchikel

178

ÍNDICE ESPAÑOL

www.ingramcontent.com/pod-product-compliance
Lightning Source LLC
Chambersburg PA
CBHW080845270326
41930CB00013B/3004